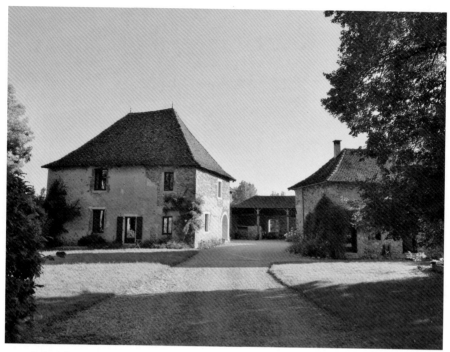

　　李辛的好友克劳迪那，是法国的中医，在里昂附近的乡村有一处十四世纪的古堡庄园。（2008年8月）

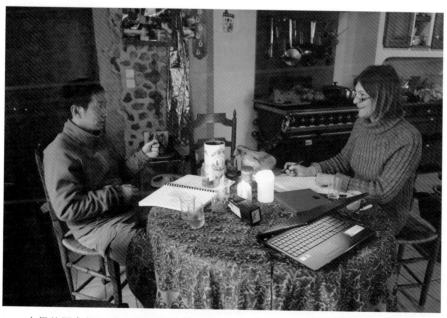

　　古堡的厨房很温暖，李辛和克劳迪那在餐桌上讨论从中医的角度来研究欧洲草药。（2013年1月）

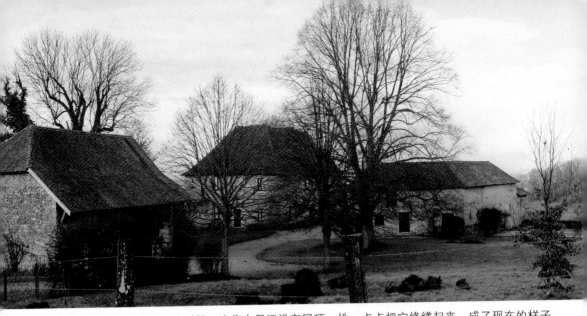

克劳迪那买下这座庄园的时候，这些古堡还没有屋顶，她一点点把它修缮起来，成了现在的样子。

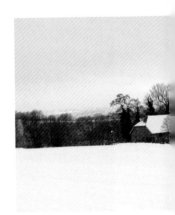

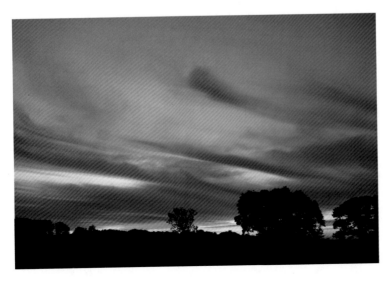

乡村的晚霞

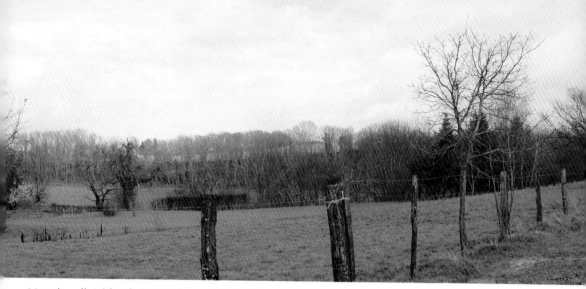

2015 年，蓝之树学会在这里成立，热情和理想正在这里开花结果。

冬天的景色（2008 年 1 月）

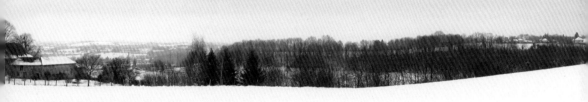

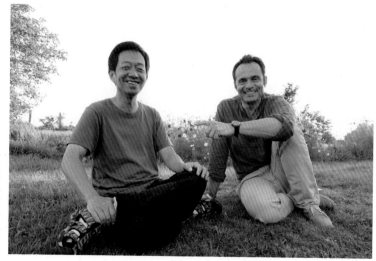

比利时的沃特医生，中年开始学针灸，放下一切去印度当赤脚医生，创办了五家贫民诊所和印度赤脚医生协会。今年，他在西班牙的一山区农庄安了家。（2013 年 8 月）

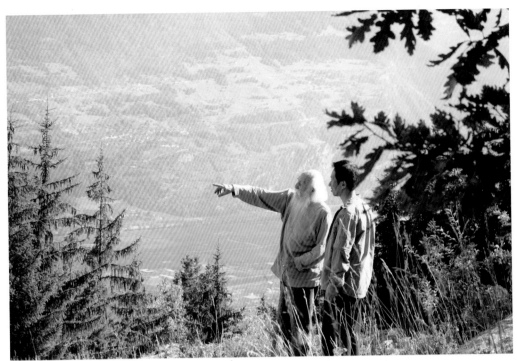

雅克爷爷（中文名：仁表）一生用心研究传统医学和易学，把老师和自己的研究心得编著成书，传回中国。已出版的有《古典针灸入门》《心灵治疗与宇宙传统》和即将出版的《光钻》。（2013 年8 月）

小木屋的东边有块大岩石，视野开阔，雅克爷爷常在上面打坐。远处最左面的建筑就是雅克爷爷的小木屋。

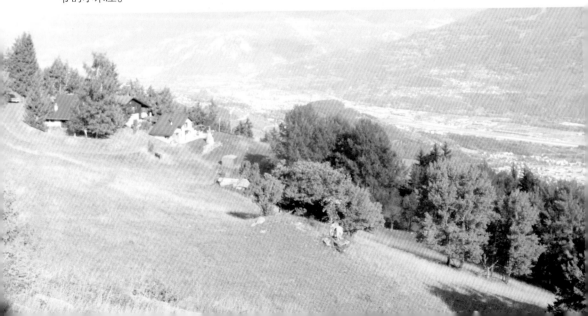

雅克爷爷在瑞士山上的小木屋里掌
勺招待客人。

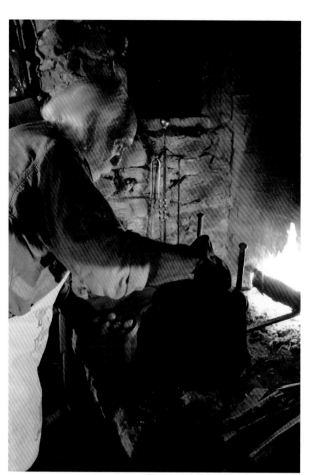

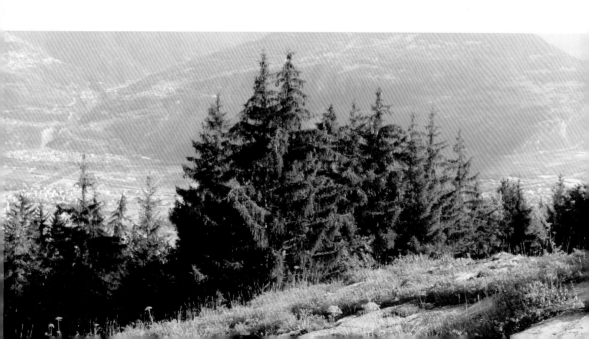

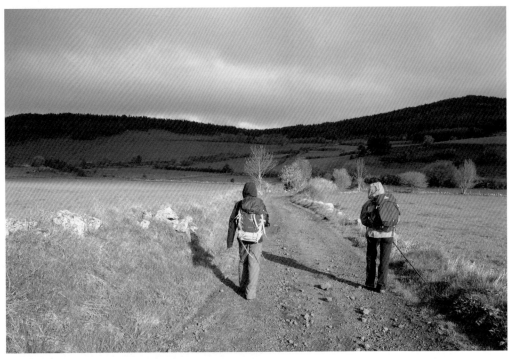

　　2014 年 5 月，克劳迪那邀请我们加入她送给自己的 60 岁大礼——走欧洲传统的朝圣之路。她说我俩可以参加的理由是：话不多。

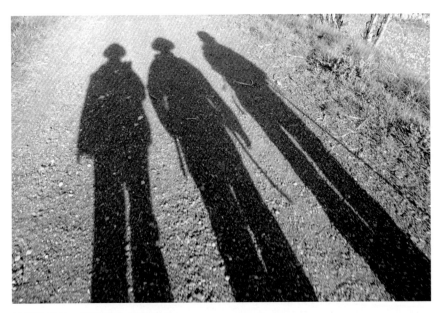

　　从那次开始，我们爱上了徒步。

沿途经过各种教堂，这所有一千多年的历史，很小，供旅人休息和静默祈祷，顶上的钟是欧洲南部风格。

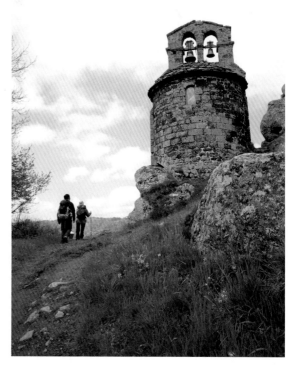

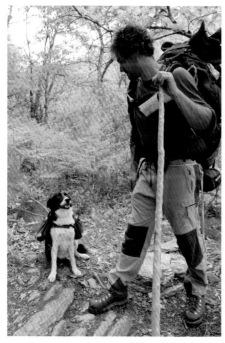

2014 年的徒步，全长 700 公里，不走回头路，行李自己背，精简成了必须学会的能力，一路上寄了三回不必要的东西，包括梳子，把重量减到最轻。

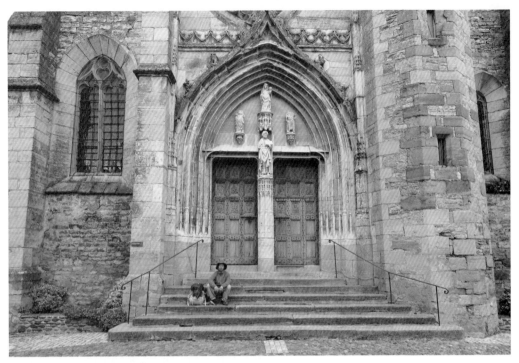

千百年的天主教老教堂精美稳固。

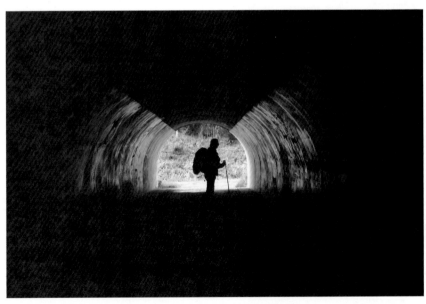

克劳迪那在隧道的尽头等我们。

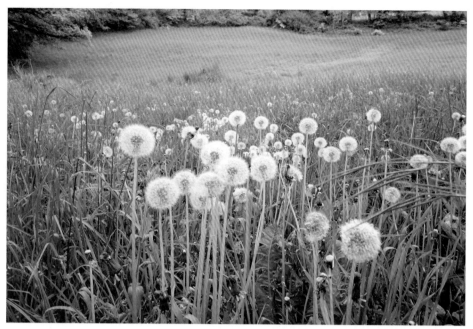

　　途中经过大片蒲公英草原，这是当地牧民用来调理牛牛们的药草，也是国内常见的中药，药食两用，嫩叶子凉拌很好吃，清热解毒。

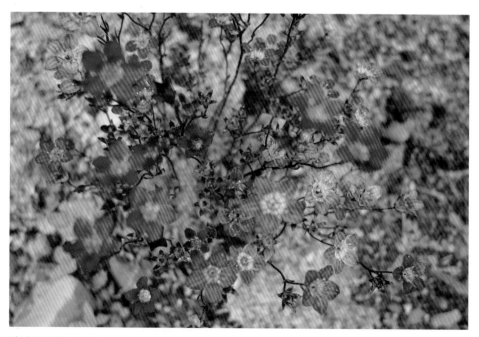

路边的野花。

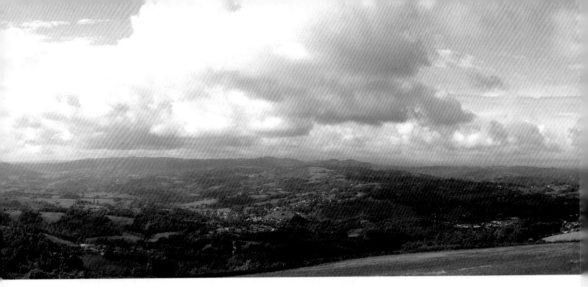

法国南部乡村之一。

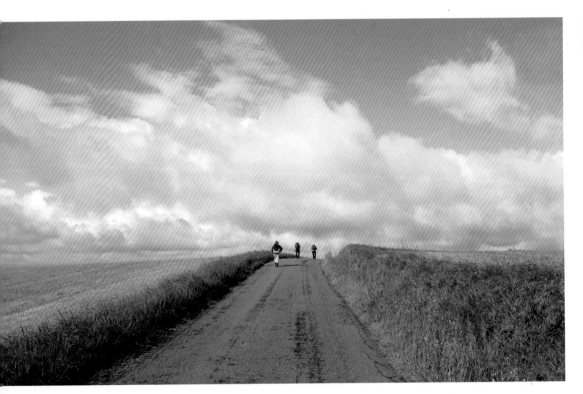

法国南部乡村之二。

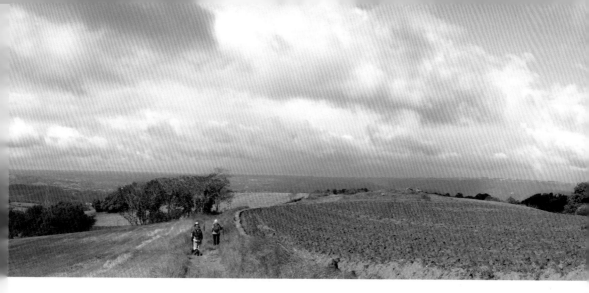

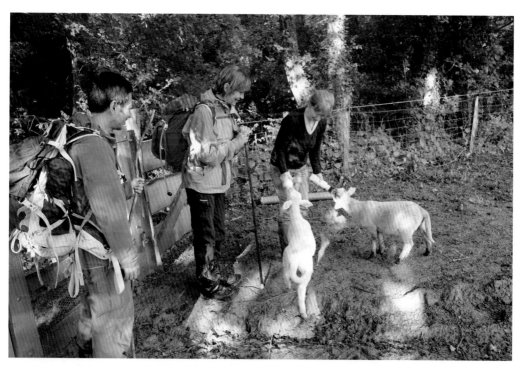

这一晚歇息在沿途的乡村农家乐。法国劳动力昂贵，通常都是主人自己招待、掌勺、打扫。
早上，主人带我们去看她的羊，两瓶奶，是两只小孤羊的早点。

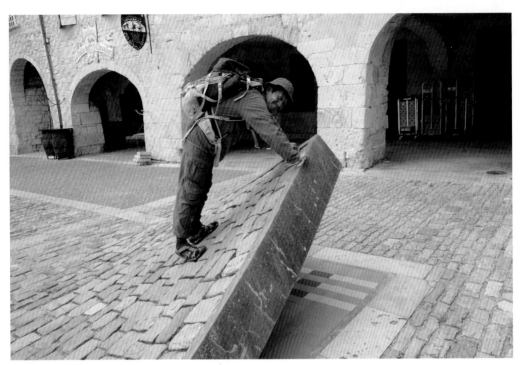

现代艺术和古老风格的融合。

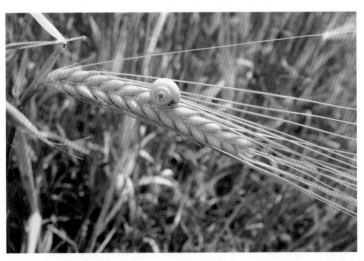

　　朝圣之路，基本没有挑战，偶尔也有意外。这天早晨，村子里唯一的面包店没有开张，走过无人的山区和农地，直到下午两点都没有看到任何小店，饿得让人生起了撸麦子吃的心。

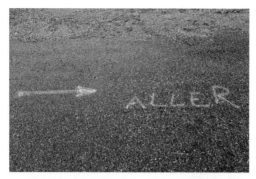

朝圣之路的步道管理很好，每一处变道都有清晰的路标，不易迷路。当我们大家都这么认为的时候，玩笑就来了。地上的箭头和"ALLER"意思是"往这里走"，可它是前几天给自行车队画的，指向另一条路。真正的路标就静静地站在边上。

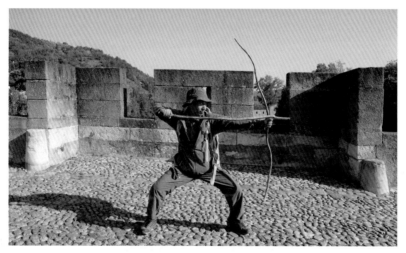

中途捡到的两根树枝，陪我们走了将近 400 公里山路。

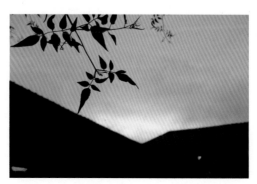

徒步结束，回到庄园，身心内，有些变化正在发生。

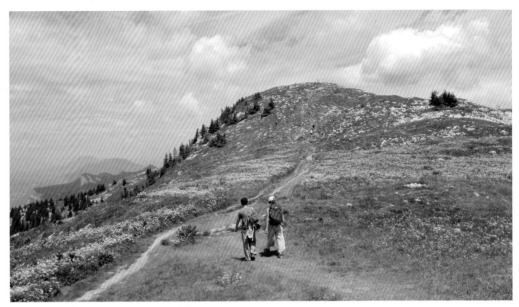

日后，每年我们都会走上一段。此处是里昂附近的山区，是克劳迪那年轻时常去的地方。（2015 年 6 月）

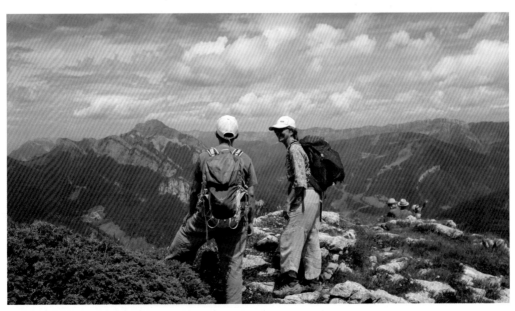

记得那天她说，以后想把自己的骨灰撒在左面那座山上。

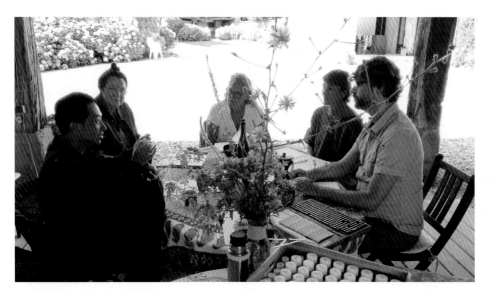

　　2015–2017 年，李辛和几位精通草药的专家进行了三届"欧洲草药研究"，每次三天。这项研究属于蓝之树学会的项目。

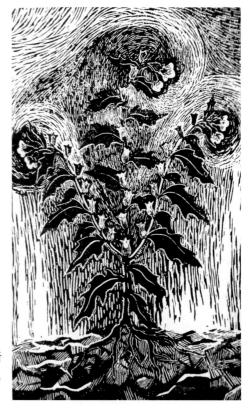

　　这本欧洲植物图谱的作者有眼通，能看到每株植物外面萦绕的气流，不同的植物，有着不同的气流运行方向。

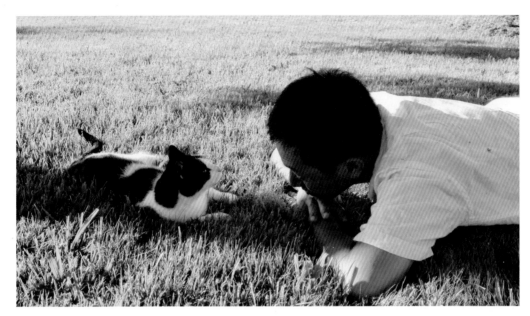

对话（2015 年 6 月）

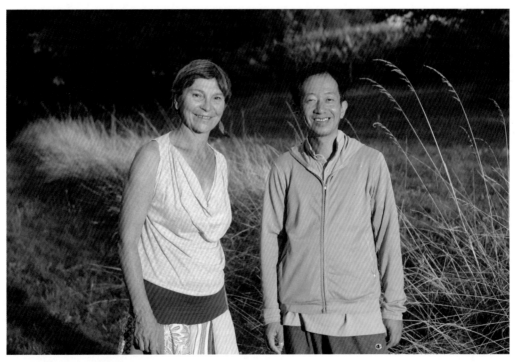

夕阳温暖（2017 年 8 月）

摄影 / 文　孙皓

经典中医启蒙

一个中医眼中的生命、健康与生活

李辛 ……… 著

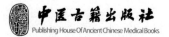
中医古籍出版社
Publishing House Of Ancient Chinese Medical Books

图书在版编目（CIP）数据

经典中医启蒙：一个中医眼中的生命、健康与生活／李辛著 . - 北京：中医古籍出版社，2018.5

ISBN 978-7-5152-1715-4

Ⅰ . ①经… Ⅱ . ①李… Ⅲ . ①中医学－普及读物 Ⅳ . ① R2-49

中国版本图书馆 CIP 数据核字（2018）第 073057 号

经典中医启蒙

李辛 著

责任编辑 刘从明

封面设计 尚上文化

出版发行 中医古籍出版社

社 址 北京东直门内南小街 16 号（100700）

印 刷 三河市华晨印务有限公司

开 本 787 毫米 ×960 毫米 1/16

印 张 19.75（含彩插 1 印张）

字 数 223 千字

版 次 2018 年 5 月第 1 版 2018 年 5 月第 1 次印刷

标准书号 ISBN 978-7-5152-1715-4

定 价 68.00 元

缘起和简介

2014 年 9 月，李辛应邀在北京辛庄师范学校讲授中医启蒙课程，听课学员以对健康和教育感兴趣的华德福储备老师和华德福学校的家长为主。本书是在现场讲课内容的基础上改编而成。

《经典中医启蒙》系统讲述了中医的整体思维和学习方法，引导大家对日常生活、工作、人际交往等周围的一切进行感受、体会式的观察和理解，培养学习中医乃至各门学科最基本的感知能力。

这种能力的提升，将帮助内化、整合我们曾经或将要学习的知识。随着我们不断学习、内化与整合，我们的意识、辨析力、理解力将编织成一张有序的网，清晰过滤、感知所有流过我们"六根"的外在和内在世界的一切讯息。当我们神识清醒、心目打开的时候，学习将事半功倍。

人生在世，学无止境，愿我们心中的美好向往，带领我们去探寻身心一体的健康之路。

每到此时，总会让人想起雅克爷爷（仁表先生）的座右铭：要静心、学习、服务他人。

祈愿大家心想事成！

孙皓

2017 年 7 月 30 日

目　录

第一章
精、气、形、神：中医眼中的人体

无形的生命力

无论我们学习什么，或者以何种方式在什么地方生活，最重要的是中医和传统文化常提到的几个字：精、气、神。这个事关我们真正的满足，或者说幸福。

"精、气、神"是三样无形的东西。我们现代的科学和文化，偏重于研究和学习有形的东西。最近几百年，我们把自己的感受、思想和生活状态，牢牢地跟某些有形的东西捆绑在一起。但这些有形的东西的背后，其实有一个活泼泼的东西，可以称之为"精、气、神"，也可以称之为生命力。

被称为什么不重要，因为某个东西一旦用语言表述，就容易被思想界定成一个有限的东西，而它完全可以通过我们的内心来感受。

希望能从中医的角度给大家讲一下这个部分，也希望大家从学习体验无形的"精、气、神"开始，慢慢去体会整个传统文化和身边的一切。

中医是传统文化的一部分。几千年来，中医是一种实践，既重视传统文化和感受，又不脱离现实生活。

早些年，我有机缘接触到鲁道夫·斯坦纳的作品。他讲到最重要的一点：人有心灵。这是教育乃至人类文化最重要的一点。任何一种文化、一个社会机构或者一种社会环境，如果能够重视人的心灵，能够让人的心灵慢慢地澄清、发展，它就是一个能够持续下去的文化、机构和社会。

虽然很多人对现在的中国文化有很多疑问，但是，这样一个民族，拥有几千年的历史，延续至今，绝对不是偶然的。中国之所以能够延续，并且正在重新发展起来，越来越生机盎然，正是因为那些内在的东西，始终在我们的文化和生活中潜移默化地引导着我们，而近十年，传统文化中那些关于精神和心灵的内容重新受到重视。

只有变成豹子，才能了解豹子

为什么叫经典中医呢？最近十几年，大家开始对中医进行反思。虽然，中医的源头在中国，但是最近 100 年，尤其是最近 30 年，从中国周边，比如越南、泰国、日本、韩国，再到欧洲、美洲……几乎全世界都在学习中医。

全世界学习中医，跟国内一样，形成了两种不同的方向。一种是用现代的观点、现代的科学语言和研究方法来论证、学习和运用中医，比如做理化研究、药物实验、老鼠实验。这个方法有它的用处，能加深现代人对中医的理解，在某些方面也能加深临床医生对中医的认识。

但是，这个看起来是"由外而内""由点到面"的方法，相当于通过外面的一根根管子来看一整只豹子，而这只豹子的全貌是什么，仅仅通过几根管子是看不全的。

那么，怎么才能知道豹子的全貌呢？这个问题，我在学中医的时候想了很久，那个时候流行什么系统论、整体论。科学的观点是多层次、多角度地用各种方法来看这只豹子。

按照中国古人的观点，只有你变成了豹子，才能了解豹子。

中医也好，传统文化也好，要了解它，你必须变成其中的一部分。中医学习、研究和实践的第二个方向，被称为"经典中医"。

运用传统的训练方法，通过静定提高医者的精神稳定度、敏感度和专注力，这样医生就可能直接体会和感知到病人乃至环境、草木的能量与信息状态。然后，以传统的中医思维和语言来表述与传授。这是经典中医的学习方法。

经典中医和传统文化经常讲两个字：本、末。

"本"是指主干的部分或者说根的部分。中医的发展有几千年的历史，任何一个文化的发展，都是从主干慢慢延伸出来的。

比如现在流行的很多中医流派，单从针灸来说，就有日本针灸、韩国针灸、越南针灸，它其实是从主干上发展出来的各种各样的学派。

对学习中医的人来说，面临的困惑和大学生一样：信息量太大。如果你没有掌握主干，这些信息看起来都是片段，互相矛盾、不好理解，都是不好用的碎片。这是学习中医和传统文化的一个共同的难点，所以有必要把传统中医学习中和主干有关的基本概念讲一下。

关于中医的一些争论，比如中西医哪个好、中医是否科学这类问题是我们现代人从"科学"这个角度去考虑的。"科学"这两个字，倒过来是什么？学科。当我们这么来看科学的时候就比较好理解。比如化学是一个角度，物理、数学也是一个角度，中医也是一个角度。

在古代，宗教、艺术、科学其实是一个东西，只不过是从不同角度去描述这个东西。

我们现在所说的科学，只是这个时代流行的观察万物的一根管子而已，未来关于科学的标准还会变。

中医调整无形的层面

现在西医学研究和实践的领域，主要是在物质的、有形的层面，而中医主要是在无形的层面。无形层面中，再分两个部分，一个是精神——信息层面，一个是能量层面。

西方的自然医学也是如此，包括和疗（顺势疗法）、草药疗法、花精疗法，还有西方的能量按摩法等，都属于在能量、信息层面工作的医学。

最近几年我常去欧洲，有机会接触这方面的医生和老师，他们和我们传统中医师一样，也是基于能量和感受，他们有自己的传承，打坐或者练功。

精神——信息和能量，这两个部分怎么去体会？用我们的心和身直接感受。

有形层面，是用我们的眼、耳、鼻、舌、身去感受，而现代人更多加入了意识、逻辑、思想去分析。前面是单纯的感受，后面加了主观的东西。这是两个不同的状态。

中医和西医入手层面不同，因此适合的病症也不同。比如要是骨折了，或者创伤大出血，得病部位很清楚，原因也很清楚，很明显的物质层面，当然找西医最快、最合适。

但是，更多的疾病，即使它有很多症状在肉体部分，但是它的原因不一定在肉体部分，而在能量层面，或者精神——信息层面，比如人的心理、情绪、性格、家庭关系等，它被现代医学称为"心身疾病"。

这在现代心理学里能够了解到一部分，在这个无形部分，传统的医学要深刻、全面得多。

还有很多病，有明显的症状，但西医用仪器还检测不出来。这种"无形层面"的病，还没有发展到有形的肉体层面，是中医擅长的。

春秋战国时期，巫与医正式分家，沟通天地自然的"巫"和治病救人的"医"成了两个不同的职业。但当时著名的扁鹊和之后的华佗、张仲景等名医都没有忽略"无形层面"对人体健康的影响。

我们学习某种学问，要了解它是在哪个层次、哪个角度理解这个世界。**中医，它研究的不仅仅是疾病，更是人的生命。**

作为生命，有病的时候要治，没病的时候要养生，最好长寿，能无疾而终。但大众一般关注的都只是肉体层面，而调整生命的能量和精神层面，才是我们通往康复和健康长寿的途径。

就像克里希那穆提说的，我们习惯于用已知去学习未知。大部分人只能用自己受限的意识和思考模式去学习新东西。

教育与传神

人对世界的认识是如何来的？

从学习传统文化来说，有两套体系。第一套体系，是逻辑思维，这个部分在中医叫作志意；第二套体系是我们每个人都有的——感受，还有直觉。这个概念，有一个专有名词叫"感通""感应"。

比如，《黄帝内经》第一篇里的"昔在黄帝，生而神灵"。黄帝他生下来就知道。

我们有过这样的经验，比如去买菜，有时候卖家会推荐某个菜，说这个好，但你会觉得，还是那个更有气，也许你不一定有"有气"这个概念，只是觉得它"新鲜、好吃"，被它吸引了。

学习中医或者传统文化，要注意这个部分。教育也是一样，我大学毕业后，做了两年半的中医老师，我的体会是，教育也是一种感应。

老师把他所知道的东西，通过语言传输。语言不仅仅是用来给你思考和分析的，语言其实像是"信息包"，它里边有信息，有能量，有老师的心意和感受。这些东西借助了语言，直接让我们接通了老师想传递的东西。

比如说我们品古代的书画，最吸引人的部分是书画中的神气，诗歌等其他艺术也一样。古人叫"传神"。语言、文字、艺术、礼物、态度……所有的东西都只是传"神"的载体。

在所有的教育里，老师通过各种方法，把他知道的东西传递给学生，如果仅仅是去背诵、记忆，学生获得的只是初步的了解。

如果老师对他所要传授的内容，有直观深入而长期的身心感受，并在社会生活、自然环境的实践中体悟到，那就不仅仅是书本上的知识了，这里面就有了鲜活的"神"。

进而言之，如果老师了解这些内容背后的规律，或者与无形世界的联系（古人称之为跟天、地、自然有接通），他其实像一个 wifi 一样，能帮助学生接通。

这种接通是超乎语言、学科、民族、国家的，就像东方和西方不是绝对一分为二的。西方不只有物质、逻辑，东方不只有心灵，没有逻辑，其实东方和西方都有物质、逻辑、心灵。只是在不同时代、不同的地区，人类的视角和关注点不完全相同而已。

学习用心

如果想学习传统的东西，比如中医、易学、人智医学，那么，你的感受能力和直觉是非常重要的。

当一个人用自己的感受生活的时候，是从他的内心出发，原点是自己，没有错位。但是现在的教育，在试图设一个统一的原点，它会在某个受限的范围内，告诉你圣人是怎么讲的，老师是怎么讲的，书本是怎么讲的……尤其是现在的网络、朋友圈，每天都有各种各样的信息。如果我们没有一个自己的原点去统合，最终会是什么呢？有各种标准答案，但它们互相在打架。

所以相对而言，古人要活得简单和直截了当得多。简单到什么程度呢？就像一只猫碰到另外一只猫，互相看一眼，甚至都不用看，就知道对方能不能靠近，会不会挠自己。

如果人是这么生活的，是什么状态？会不会很多事情就简化了？人的问题是，他看到对方的时候，可能完全没有感觉，对对方、对自己都没有感觉。只是从现有的文化中学到了一些碎片，要准备玫瑰，在合适的地点送上玫瑰，要打一个这样的结，形状要美。假设对方收下，笑了是什么意思？不笑是什么意思？人容易陷入思考，失去感觉。

为什么上课开始请大家一起静坐一会儿呢？这是学习中医的一个非常重要的训练。比如我们刚坐下来的头 5 分钟，房间有些燥热，有升浮动荡的感觉，有人进进出出，有点紧张；坐在那里，自己的脑袋里"轰隆隆"的，这个房间里所有人的脑袋都"轰隆隆"的，好像有一股一股的力量在冲击，有这种感觉吗？到后来，慢慢地、慢慢地……就像灰尘都掉了下来，整个空间慢慢安静下来，气就平了。

刚才有一架飞机从我们上空飞过的时候，房间里特别安静，不那么燥也不那么热了，气有点阖住了。这个时候大家有点坐得住的感觉了，是不是？但这个过程只有一两分钟。然后，大家又开始思想了，坐不住了。

中医说的气啊、神啊，这些无形的东西，是没有办法用语言去表达的，你能感觉到，就明白了；现在还感觉不到也没关系，一直都有机会。

万事万物，外在的一切都在变化，我们的思想、情感、身体的感受也一直都在变化。我们始终都处在变化当中，不会止息。**只要我们活着，有心，就有机会去感受万事万物。**

现代人容易出现的问题是什么呢？我们去求一个东西、一个人或者一件事，或者关注一个明星，念念不忘。我们总是不停地看这个看那个，或者不停地讲话，不停地做事。我们以外物为原点，那就会失去对当下的自己和周围的感受。这个状态在中医叫什么呢？是"形神分离"。

刚才打坐安静的状态是什么呢？是《黄帝内经》说的"形与神俱"，或者"身心合一"。不管是学习中医、武术还是书画，都说要下功夫。功夫不是一个很玄的东西，功夫功夫，什么意思？第一要花时间；第二要做功，其实是用心。

我们从小到大会学很多东西，也会经历很多东西，我们用心了吗？比如猪八戒吃人参果，吃得很快，但没尝到那个味道。谈恋爱，一定要用心的，对不对？不用心就谈不下去了。

不要小看这个话题，我们活到现在，有多少时间是用心的呢？想一想最近三次跟自己的父母讲话聊天，有没有用心？如果你没有用心，其实那个时段就没有活着。如果一直都不用心，就会失去用心的能力。失去这个能力，心就被丢掉了，丢掉以后再想去学什么都没有用了，学现代科学也学不好，学传统文化就更不要想了。

学习中医、武术、打坐、站桩、琴棋书画……都是让我们练习用心，训练用心的能力和习惯。养成一个什么习惯呢？不要让自己处在一个散乱分心的状态。无所事事的时候就玩电脑或者手机，就是一个散乱的状态。

不是不可以玩，我也玩，但还有一个觉知在，知道这个时候自己已经散乱了，没有觉知就很可怕。不知不觉中，就会越来越散乱，失去某些重要的能力。

生命的开阖与互感

现在我们讲一讲无形的"精、气、神"和物质化的"形"。

在中医眼中，人的肉体只是一个杯子，重要的是内容物。中国人非常重视内在，重视精、气、神。精神、魂魄、志意、气势、胆略、心量、气魄，还有气血、气机格局……这些全都是无形的东西，或者说一个人的软实力。

学习任何一个学科，首先要了解这个学科研究的对象和涉及的范围。中医不光考虑治疗疾病以及养身，这只是肉体的部分，它也考虑精神和能量的部分。

中医眼中的人体，跟现代科学眼中的人体最不一样的地方，是注重观察和研究生命的大背景。这个背景大家应该很熟悉，就是四个字——天人合一，或者天人相应。它是把人的健康与疾病，放在一个很大的时空架构里面去思考。

举个例子，我住在江苏，来上课前在上海住了一个晚上，没睡好。

我住的是浦东新区的张江高科，旁边有很多软件开发园区。上海在中国东面，和北京比是南方，又是大城市，整个上海的气是什么特点？东南方气是往外开的，温度还比较高，大城市的气又是升浮躁动的，所以我在上海没睡好。

昨天来到辛庄之后，感觉这里土地的气还很厚，收得住，而且气温比上海要低一些，凉降，容易阖，结果今天一觉就睡到七点半。在过去的一个月，我在江苏五点就醒了。这就是地域和环境带来的"开阖"。

对于一个小小的人体来说，环境的温度、土地的状态、气候的变化，有一个大的场域，而这就像是全球的经济形势一样，是一个很大的力量。作为个体，就像是一个小公司，当全球经济都在往上走的时候，小公司就跟着往上走；当全球经济都下滑的时候，小公司也往下滑，这个就是天人相应。

再比如，同样经济都下滑，那么，什么样的公司更容易倒呢？第一，资金量不够，对应人体就是身体比较虚，能量不足；第二，内部管理不善，进货的质量有问题，或者是销售渠道没做好，公共关系也没理顺，这个在人体就是经络或者五脏六腑堵塞，内外、表里接通得不好；第三，也是最重要的一条，就是公司领导不是一个明晰稳定的人，这样的公司很危险，对应人体，就是"神"不定。

这是中医判断健康与否的三个基本点：就是"资源有没有"，"渠道通不通"，"神定不定"。

什么样的人容易生病？很简单，不能跟着这个大形势共进退的，或者没有资源，跟不动了的。这跟打牌一样，对吧？像周星驰的电影《赌王》里演的，一下注就是几千万，要跟着赌得有钱，没钱就跟不上了。

为什么变季的时候，老人容易生病呢？说明资源不够了。为什么现在年轻人也容易生病呢？因为小公司管理不善，提前把自己的资源消耗掉，提前衰老了。

在中医看来，不管这个病叫什么名字，甚至还没有取名字，都不重要，它看的其实是这个无形的东西：资源（有没有）、渠道（通不通）、神（定不定）。

"开"就是把钱花出去，钱是什么呢？就是我们的"精、气、神"，就是我们的气血。它从人的精神和肉体能量上能反映出来。

"阖"是什么？"阖"就是能量收回来的状态。自然界，冬天是阖，晚上是阖，人体也是顺应这样一个节奏，这个叫天人相应。所以《黄帝内经》有句话"与万物沉浮于生长之门"，很美吧。

在夏天的傍晚散步，能看到空中有很多小虫子，一团团地在飞；潮闷的时候，你能看到湖里有千万条小鱼浮在水面上呼吸，小嘴一张一张的。人其实也是在这样一个能量的海洋中，与这个宇宙间一起共振，其实世间所有的一切都是这样。

这个过程中，每一个人的能量，每一个人的思想，以及所有有形、无形、有生命、无生命的一切，它们的能量和信息都是在互相地连通交流，这个就叫做"感应"。

那么，在肉体层面，比如我们被病菌感染了，或者受伤了，这些都是看得见的有形层面。而无形层面呢？比如思想，或者像快乐、悲伤的情绪，这些无形的信息场，它也会传播和影响我们。

南怀瑾老师的书里经常提到两个字——精微。有形的物质，其实是一种比较粗大的东西，我们要尝试去体会一些精微的东西。

我们学习中医，不仅仅是学习理论思想，还要把我们的感受打开。前几年网络上流行一句话"一个从来不仰望星空的民族，是没有希望的民族"。仰望的是什么东西？大家仰望过吗？看过不同的星星吗？体会过它们的不同吗？你能分清楚哪些是你的感觉，哪些是你的思想吗？这些问题大家要想一想。

第二章
神魂志意魄：古人的心与今人的脑

先天的精神魂魄

在学习理解古人的思想时，不要陷入具体概念或者表述方法里，然后用逻辑来排列对比这些概念的不同。我们要小心，不要被这些所限制。现在不少学院式的理论研究，都是在概念和表述方法上比较差异。

《黄帝内经》里面有句话："智者察同，愚者察异。"有智慧的人，会从不同的观点、概念和表述方法中去找背后那个相通的东西。

关于精、气、神，在《黄帝内经·灵枢·本神篇》里有一段话，讲人的生命，以及人跟自然的关系。

原文是这样的："天之在我者德也，地之在我者气也。德流气薄而生者也。故生之来谓之精，两精相搏谓之神，随神往来者谓之魂，并精而出入者谓之魄，所以任物者谓之心，心有所忆谓之意，意之所存谓之志，因志而存变谓之思，因思而远慕谓之虑，因虑而处物谓之智。"

可以分成四段来看。第一段，讲的是一切生命的开始。"天之在我者德也，地之在我者气也，德流气薄而生者也"。生命的源头，来自天地赋予两种不同的能量：德与气。

第二段，人的生命，"故生之来谓之精，两精相搏谓之神"。生命的根本是精。父母两种不同的生命力合在一起，它产生了"神"。人的生命是这么来的。

就传统观念而言，人的生命不是简单的物质组成——卵子和精子，它有一个灵魂或者称为神。这个观点和印度的阿育吠陀医学是一致的，所有的传统医学都会重视这个部分。

比如现在做试管婴儿，找到健康的卵子，让它受精、着床，这些是有形的部分。另一个重要的部分是，妈妈母体的能量状态和精神状态，这是中医最关注的部分。

第三段，"随神往来者谓之魂，并精而出入者谓之魄"，魂魄是什么东西呢？我读研究生的时候，论文就是专门研究这个问题，当时查了很多东西方和古代的文献。商周时代，"招魂复魄，是国之政事"，就像现在，各个国家都把"招商引资"作为基本国策。我们的文明从无形慢慢发展到了有形。

按现代的语言来说，比如当人睡着的时候，他的一些生理功能，比如呼吸、心跳、血压还能够自动运转。睡着之后，如果有人拿针扎你，身体本能会跳起来。还有，刚出生的小婴儿，不用教就会吃奶。自然界的小动物自然就会抱住妈妈，或者一生下来就会跟着妈妈走。这些不需要经过脑袋思考，不经过意识，偏重于肉体部分的生物本能，是"魄"。

什么是魂？比如古代的一些故事会提到，还有道家也这么认为，如果一个人做梦，是他的魂出去游荡了。再比如，你想念一个人（或者事、物），一直想一直想，你的魂就不在自己这里了。这就是魂萦梦牵，失魂落魄，魂魄不在自己身上了，这样的人身体不会好。

这几年我治过一些喜欢收古董的病人，比如说收藏玉器。我们知道，现在市面上很多古代的玉器真品，不少是墓里的陪葬品，陪葬品都是主人生前挚爱之物，随身带的。快乐的时候摸一摸，痛苦的时候也摸一摸，临死也放不下。这就变成了"神气所注"，精神魂魄所依附的场所。有些古董带有一些特定的信息。

过去在农村，有的小孩子身体很差，睡觉也不好，容易害怕，很瘦弱，这些问题有很多原因。其中一个原因是他的魄或魂不足，神气聚不起来。有的是因为受到惊吓，魂魄散了。

什么是神气聚不起来？先举个聚起来的例子，比如有的人好像能够把大家聚起来，大家都愿意靠近他，因为他有能量，能形成一个中心，就好像太阳是太阳系的中心一样，那首先是太阳有足够的能量啊。有的人没有能量，容易被外界影响，东飘西飘，魂魄弱的小孩属于这种情况。

怎么聚？古书里有"招魂复魄"的方法，比如孙思邈的《千金翼方》里的祝由科。

再比如，中医会用琥珀来治疗神散的病人。

琥珀是松脂球的化石，虫琥珀是虫子被松脂包起来的化石。它有一个生命体被包在里面，然后在地底下经过百千万年形成的。它有一个生命体的信息在里面，把琥珀给神散的孩子就会有用。《本草纲目》记载它有"安五脏，定魂魄，杀精魅邪鬼……""物象珀其内自有物命，入用神妙……有蜂、蚁、松枝者尤好。"

再举个例子，以前在某些农村有这样的风俗，会给孩子做一件百家衣，找不同的人家，每家要一块布片，合起来做一件衣服。懂的人，知道要找好人家、善人家、有福的人家。因为过去有句话叫"积善之家必有余庆"，积善的人有福德，这是一种好的信息。还有个老风俗是穿健康聪明的孩子穿过的衣服，一样的道理。

这个精神魂魄的部分，属于意识之前的东西。幼小的孩子、动物或者是虫子、花草，他们的生命主要在那一层面运行。

第四段，"所以任物者谓之心，心有所忆谓之意，意之所存谓之志，因志而存变谓之思，因思而远慕谓之虑，因虑而处物谓之智。"

如果说前面的"精神魂魄"有点像心理学的"潜意识、种族意识、生命意识"，这一段就是显意识了。

后天的心智：志意思虑

"所以任物者谓之心"，我们用来认知外界的东西是心；"心之所忆谓之意"，这是意向，或者回忆；"意之所存谓之志"，持久而坚固的意向，需要实现的，会引导我们的生命力走向的，叫"志"。

比如我喜欢一个东西，刚开始，这只是一个意。每天升起的意向是无数的，我喜欢这个，喜欢那个……飘起来的念头，马上就过去了，我们没打算一定要抓住它，这就是"意"。

但是，我喜欢这个人、事、物，想抓，哇，我太喜欢这个了——这个飘忽中的"意"，就固化为"志"了。

古人重视立志。什么叫立志？立志就是牢牢抓住想要实现的意愿。志有小有大，会把我们引到不同的方向。

在中医来说，不同的"志"，它所带给你的能量的运转模式是不一样的。

"因志而存变谓之思，因思而远慕谓之虑"。思考如何实现；然后呢，思考的维度脱离当下，进入过去未来，他乡远方，这是"虑"。

"因志而存变谓之思"，假设某人喜欢吃汉堡包，这是"意"。他一定要每天都吃汉堡包，这就是一个小小的志向了。这就来了一个问题，如何才能每天吃到汉堡包？他得去赚钱买汉堡包，或者干脆开一家麦当劳吧。这就是"存变"的思。

然后，他跟谁合作？在哪里开？怎么才能发展连锁店？ 10 年预期收益多少？"因思而远慕"，这样就一步步想得越来越远，这就是人的后天意识活动。

中医里面有一个说法叫"先天与后天"，"元神与识神"。《黄帝内经》说，"所以任物者谓之心"，前面部分的"精神魂魄"是"先天"；后面的"志意思虑"，就是后天。

所谓"先天"就是人的生命还没有被后面渐渐产生的意识所影响、干扰。比如一个 3 个月大的小孩，饿了就吃奶，他不会想要换个牌子、弄点咖啡，再撒点肉桂粉，最好听着帕格尼尼的音乐来喝。这就是先天和后天的区别。而且他吃的时候不会带着很多回忆，也不会带着很多思想，也不会带着多余的情感。那么这些多余的东西是什么呢？古人叫"染污"，也就是后天的识神。

古人的心态

植物、矿物、山河大地，都是有灵魂的。《魔戒》是一部很好的电影，它帮我们普及了传统文化的某一部分，它让我们知道万物有灵，不同的山、不同的树、不同的水都有各自的思想。

书本上说这是远古人民的一种朴素的唯物主义思想，这就把一个非常丰富的东西给概念化、局限化，变得没有生命了。然后我们就不动脑筋地下结论，很多概念因为比较顺溜，像汉堡包一样吃起来很快、很方便，就接受了。

人是非常懒的。后天的心智是一套精密的程序，凡是不需要自己用心观察、体会、感受的，只是在概念、理论、学说上动脑筋的，我们就会吸收得很快，而且不假思索、理所当然地确信不疑。

需要我们用心体味的，就不太容易传播。所以从古到今一直有这样一个观点：人类的精神其实在退化，因为人的内心在退化。

所以传统文化里讲到"先天、后天、元神、识神"这几个词的时候，我们未必需要去学太多相关的理论和概念。

因为中国文化有一个重点，就是**所有的知识、所有的理论是让你用来生活的**。它不是为了创造一个思辨，然后去唤醒众人，或者让大家跟你学，招揽一点影响力，不是这样。中国人的哲学就是他生活里可以时刻感受当下可用的那个东西。

哲学，作为一个概念，是西方的观点。中国其实没有哲学这个概念，因为西方的哲学是思辨之学，是心智—头脑的后天作用。

而中国传统文化的重心是知行合一。生活就是一切。知道概念和学说不是真知，那都是二手的无源之水。

所以学习传统文化，有不少人会找不同的概念和各种书籍的不同解释作对比表格。不少逻辑型学生非常刻苦努力，但未必真能学进去。

学中医，我的建议是看原文，尽量不要急着看解释，甚至不要急着求看懂，而是要求感受。

古代人写书是非常小心的。第一，因为律法比较严，不小心会掉脑袋；第二，古代人敬天，不敢轻易去造做一个东西。凭着自己的"志意思虑"造出来的东西很可能是异端邪说。

比如现在的中医界，最近几十年大家都喜欢创新，写经过多少年努力，某人终于创造出一套方法或发现了一个理论，然后称之为"某某疗法"。

古代人不敢这么写，古代的书，常常有前言或跋。大意是：上天有好生之德，圣人承接上天之道，不忍心万物毁坏，生灵涂炭，所以我这个卑微的蠢人，就勤求古训、博采众长，然后我很小心地去体会这些万事万物细微的变化，希望自己能体会到万物自然之理，以及往古圣贤的清静用心，不至于污蔑了原意。经过多年的摸索实践，我觉得这些东西是有效的，现在把它写下来告诉大家。

然后再三重复致歉：我实在是一个非常愚蠢、非常无知的人，如果有错的话一定是我错，古代的圣人和上天的这些东西有幸让我接触到，希望我没有误解。

古人的心态就是这样。

第三章
天地—四时—阴阳—五行：
生命的时空与节律

先天：合一与顺道

传统文化或者传统中医，是在一种与自然、与他人以及与自己的"合一""顺道"的体验中产生的。

"合一""顺道"，即古人所谓的"先天"的状态。

这是什么状态？即形与神俱。

如果形神长期不合一会出现什么情况呢？形骸独居，这是个比较文雅的词，难听一点就是"行尸走肉"。

所以，在古代来说，一个人是否健康，绝对不是通过检查仪器这么转一圈之后，查出来异常就是有病，没检查出来就是没病，不是这样的。古代的标准非常严，按它的标准，我们都有病。

第一个，"神"不全。不要说我们这些大人，现在很多小孩的神都不全。孩子不要过早去开发这个"神"，不要过早地取出这些正在自然壮大的宝藏，这会导致小孩神不全，或者神散。

下班的时候，你观察地铁里来往的行人，全都是神散的。神散的时候，人会失去自我的觉察力和控制力。你们有没有体会？我有体会。当我神散的时候，拿着手机就放不下来了，被吸住了。

人要务本，你的神和形在不在一起？这是最基本的。心为物役、心身分离成为现代人的常态。我们能不能时时留意到，不要一直停留在后天的分离状态？能不能回到先天？我们一直在用脑，有没有可能回到少用一点的状态？多一点用心，生活中多一些聚精会神。

为什么呢？因为当我们在这个状态，或者靠近这个状态的时候，神才是聚的，才能看清大盘的涨幅，能跟上而且不会走错路。

这个大盘在中国文化里叫什么呢？叫"天道"。在古代，君王叫天子。所以诏书里边都要写"奉天承运，皇帝诏曰"。运是什么东西？运就是运气，在中医里边叫什么？五运六气，就是指天地之气的节奏和变化规律对地球的影响。

另一种文明史

以前讲过元神和识神，它们统称为神。元神是灵光，是神先天的那部分，识神是通过后天教育和训练强化并发展，具有思维能力。后天的识神过强，先天的元神就会弱。

这次我们把神作为天平的中心，左边放魂魄，右边放志意。左边是先天的自然生物本能，右边是后天的社会意识文化，它们也是天平上的一组。

我们的一切社会生活，是由志、意创造的。而这个社会生活又在创造和加强我们的志、意，就像互联网正在创造新的社会和更新人们的想法。

从文明史来说，按照中国古代的一些神话，这些线索可以这么来想象，最开始的时候是"混沌"，与万物沉浮于生长之门，也像《圣经》里说的，最开始一切都没有，后来上帝说要有光，然后有天地，有人。

人和万物有什么不同呢？人在形成自我意识之前和万物是一体的，

就是混沌状态，还没有自我。吃了"苹果"之后，就有了自我意识。

说到人类文明，文明是人类意识的发展，但是发展过度又会变成致病的原因。

《黄帝内经·移精变气篇》记载："黄帝问曰：'余闻古之治病，唯其移精变气可祝由而已。今世治病，毒药治其内，针石治其外，或愈或不愈，何也？'岐伯对曰：'往古人居禽兽之间，动作以避寒，阴居以避暑，内无眷慕之累，外无伸官之形……故毒药不能治其内，针石不能治其外，故可移精祝由而已。'"

当人生活在自然状态，与自然的变化合一同游时，就是在伊甸园里。那个时候不需要针灸和药物，因为病邪不会走得太深，只是神气有些变化，一时调不过来，所以"移精变气，祝由调神"就可以了。现代人很难获得这个层次的经验，在美国的印第安人、中国的藏民和道家修炼人群中还可以遇见。

如果按照这个原则来看人类的历史，那会是另一番面貌。

第一代人，天人合一，是感通的。那个时候每一个人，都是与天地精神、与万物相感通。每个人都是巫师和精灵，就像电影《阿凡达》里所描述的。

到第二个阶段，人有了自我意识，有了"我"，也有了你，就有了主观、客观、黑白、对错，分离开始了。

这个阶段，人就开始退化了，因为有识神了，有志意了。

为什么我形容成天平呢？后天的志意的作用很强的时候，先天的魂魄精神就可能会失衡，一定要注意这一点。

古人是这样讲的：天地初开，一切皆为混沌，是为无极，无极生太极，太极生两仪，两仪生四象，四象生八卦，八卦化万物……或者说，道生一，一生二,二生三,三生万物。都是一个意思,形容从混沌到分裂的过程。

到第二个阶段,就开始有巫师了。所以,在商周时期,有大量的祭祀活动。我读研究生的课题就是关于中医的"魂魄与志意"。文献里记载,商周时期以招魂复魄为国之政事。什么意思?

"招魂复魄"是跟天地相感通。但那个时候招魂复魄已经专业化了,只能由巫师来完成。那个时候的巫师,既是巫师又是祭师、国师,还是医师、科学家。所以,在黄帝跟蚩尤大战的时候,他们呼风唤雨,还发明了指南车。我们可以透过这些神话,去看背后的文化形态。

再后来呢,人类的意识渐渐扩张,社会形态由"顺应自然,合乎天道",渐渐变成"王的盛宴",王越来越多,巫师越来越少了。

最后,文化出现了。有两种文化,第一种是各国的传统文化,延续的是传统和天道,教导后人"不妄做,毋妄行",推崇道、德、仁、义,向内看,回到源头。中国的儒释道、文武医、琴棋书画的目的都是这个。

另一种文化,是少数人自以为是,自己拍脑袋想出来的。伪文化开始了。

因为王的志意扩张太多,王更喜欢自行其是,想出去打猎了,巫师说,今天不适合"杀",这段时间要静心吃素,得吃 7 天。有的皇帝可能会觉得这巫师碍手碍脚的,老是拿天来阻碍他,不准他干这干那的,找个机会把巫师杀了。杀了就自由了,可以天天打猎驰骋,喝酒吃肉,做想做的事情。但总得有理论依据,得让别人相信他还是跟天通的呀。所以后来的皇帝诏书上都会写上"奉天承运"。

文化强大之后,人类自信满满,自说自话,慢慢忘了自己从哪里来的,天也忘了,地也脱离了,人们被自己盖的房子包围了起来。人类开始学习上一辈人的经验和文化知识,再也没有机会直接去和天地间的自然万物往来玩耍了。人就变成文化再创造的产物了。

这是第三代人。这个时代，古人叫"天人途绝"。然后人间以"智力相雄矣"。大家都斗智斗勇，凭的是后天的志意偏力和血气之用，文化、伪文化成了外包装。

你想想，这一晃悠就5000年过来了，到了现在，钟啊、楼啊造得越来越大了，知识文化，在古人来看是个二手的东西，现在变成了出厂上市前必装程序了。

这是第三阶段，我们是两种文化再创造的人，二手的人。

健康就是"平常"

现代人社会生活太丰富，脱离了自然的节奏，那么他们的本能就比较差，在中医来看，这是一切疾病的最大原因。

整个天地间的万事万物，就像是一个巨大的交响乐，如果你是其中的一个演奏者，跟不上，是不是要给踢出去？生病了，其实就是给老天踢出去了。

所以，病在古代叫做"失常"，病因叫"失节"，或者"失势"。

那什么叫健康呢？健康就是"常"。

健康不是说你面色红润，精神饱满什么的，不是这些东西，也不是肌力多少，心跳多少……

"常"是什么东西？与自己、与自然、与社会、与这个大千世界处在相对和谐的关系中。能跟着自然的节奏玩，这是最重要的一点。

天气热，别人都出汗，你也能出汗；别人走两个小时不累，你也能走得动。但如果别人都怕冷，你还觉得很热；别人都困了，你半夜三点还睡不着觉，其实已经开始跟不上了。如果你还觉得自己是健康的，这已经病得不轻了。

中医眼中的病有几个阶段，第一个阶段是"神"病。

神散，神不定，注意力不集中，这是一种。

敏感，容易被外界引动，动心、动情、动欲，自控力差，这是第二种。

平常生活中，睡不好，易惊醒，怕吵，怕黑，怕鬼，这是神弱。

神病严重了，形神分离，心口不一，表里冲突，你跟自己不在一起了，言不由衷，甚至喜怒哀乐发不出来，或者发之太过。

比如说，现在很多综艺节目都属于"太过"，目的就是渲染、挑动情感爆发，制造痴迷粉丝，容易乱神。

还有"不及"。你该高兴的时候却要压抑一下，习惯了，就真的高兴不起来了。

太过，不及，都是失常。

"当其时而无其气"，也是失常。该高兴的时候突然哭了。原本是伤心的，却强迫自己坚强，现实生活中有很多这样的情况，这是反常。

什么是健康？健康就是"平常"，还有"中和"。

所以，学了中医就知道，"祝您天天平常"是最大的祝福。

成为一个平常人，基本上就是贤人的水平了。

跟天地这个大的交响乐一起走，走得平常中和，这是健康的标准。不能跟着走呢，你的神、气、形都会衰弱，就容易生病。

治神

疾病先是从生命无形的部分，即从精神、信息的层面开始出问题；第二个阶段，到气的部分，能量格局和运行规律发生紊乱；第三个阶段，到有形的疾病层面。

就像现代社会，国家出一项政策，就是把一个念头变成了一份文件；接下来，社会的文化取向、资金流、信息流、物流都会跟着变化，对不对？这个就是第二个层次；然后有的企业发展起来了，有的企业就要生病了，慢慢再作用到具体每一个人。

所以，一个人如果得了很重的病，绝对不是某种单一因素引起的。虽然看起来都是突然发生的，但背后花了五年、十年甚至是三四十年的时间来累积这样一个病，一点一点，沿着精神—能量—形体的次序扩展、固化。最后，所有的层次都出现问题。

在远古时期，对于神的层面有特定的治疗方法。像扁鹊、华佗、孙思邈这些大医，他们既是医生，又是有修行的人。因为他们有修行，能体会到无形的层面，能够与这个层面交流互通，在合适的节点来调整这个部分。这样的中医，具有"治神"的能力。我们现代社会中也还隐约保留着有这种能力的医生。

其实我们平常也能见到大家习惯用的某些"治神"方法。比如，我们有烦恼、疑惑、纠结时（这还处在疾病的第一个阶段），有的人可能会到宗教场所去尝试化解问题。

2014年春，我们在法国南部的一条天主教徒的朝圣之路上走了将近一个月。西方的教堂是针对大众的，用来教化和接引大众，给人们一个回归和静心的机会。在古代的大教堂里，有一个区域是留给需要面对自己和至高者的人的。

徒步过程中，我们在修道院住过。修道院是教士自己修炼的地方。他们告诉我，神父也分成几种，有讲课的神父，也有修炼静心的神父，就是修士。通过修炼，学习作为卑微者的聆听，聆听至高的声音，来自本源的启示，纯洁人的心。

交感

扎针的时候，这根针插在你身体里，你的身体既不能吸收它，它也不会像冰棍儿一样融化，并没有任何物质成分进入体内，那它怎么来帮助你呢？

它能帮助我们改变能量路线上的流量流速。就像一个交通警察，北京三环堵得最厉害的时候，可能国贸得安排三个警察来疏导，那就是三根针。京承高速路口放一个警察，那就是扎一根针，这根针放在那里就是一个引导的力量，调节流量、流速。

"交感"的含义大家要去体会，我们现代人熟悉的是物物交换，你给我一个桃子，我还你一个李子。

什么是交感？有没有这样的体会，本来挺安心的，某个人一靠近你，你就觉得浑身燥热，心神不定。或者本来挺生气郁闷的，和某个很安定开阔的朋友通了个电话，心胸就突然打开了。这就是某种交感。

甚至有时候，你想到某件事，或者某个人，你马上会进入某一种特别的神、气、形的状态，而且那个时候你的思想、感官，好像跟平时不一样。本来一盆花看着挺顺眼的，在另一个状态就想要换掉，必须换！这个也是交感。

这些细微的人与人，人与物，人与自然的感应，包括思想、情感、欲望洪流之间的感应，就像空中的各种手机信号。可惜我们常常只关心有没有 wifi 信号，忽略了人与人之间的无线联通是时时刻刻、细细密密地在进行中。

能量和信息，或者能量和精神的交换互通，是超越时间和空间的。我们如果不留意，不去体会，就全都滑过去了。

我们现代人习惯生活在天平的一边，惯用志、意，在不停地转脑子。如果一个人只会转脑子，跟电脑就没有区别了，甚至还不如电脑。好的电脑还能整理磁盘碎片，还能升级、杀毒、云储存、智能管理，人反而不太容易。

人之不同于机器，在于人有着跟天地万物交感的本能，健康、疾病，更多在于交感出了问题。

我们的这部分本能被集体化、统一化的"志、意"覆盖得全面休眠了。有能力考重点学校才有希望，身高必须高一点才好，脑子必须聪明才有前途……补就是吃燕窝、吃人参、吃虫草、吃绿豆、吃百合……如果这样去理解前途，理解中医的话，真是太可惜了。

心念回转

中国人常说的正气、浩然之气、和缓之气、从容之气，这是什么东西？

有时候，当我觉得自己有点心胸狭窄、心智涣散的时候，跟有"精、气、神"的朋友靠近一下，喝茶、聊天、走走路，我会感受到他们的浩然之气、心地光明……自然也会离这个状态近一些。这就是大补！交感就是这个东西。

　　再比如说，你觉得自己有了问题，烦恼很大。到底要不要买房子？要不要送孩子出国？思前想后的时候，就是我们"志、意"过用的状态。

　　当你不断思考而不能决断的时候，就是张仲景在《伤寒论》里描述的状态——反复颠倒，心中懊恼。"懊"就是懊悔，后悔做错了，"恼"就是烦恼，别人看不出，但实际里边的精神、气血、气机已经起变化了。

　　在任何时候，面对任何选择，不管是吃哪种汉堡包，还是要跟谁结婚，只要你处在这个状态下，古人叫做"临事不能决"。"不能决"是因为我们已经习惯而且只会用后天"志、意"来分析、比较、判断了。

　　现代人过于忙碌，长期不会用心，忽略自己和别人内心的感受，就会走到过用"志意"的状态，那就离那个本来就在的对你最合适的那个结果远了。

　　我的个人经验是，如果我对一件事情一直在犹豫，在思考，我就提醒自己，目前自己的心智程序错误了，应当切换，不行就先放一放。

　　怎么切换呢？我们学习中医、学习传统文化就是一个切换。为什么呢？因为它们给我们一个更开阔的眼光和更广大深远的世界。

　　长期围绕在我们身边的驯服、暗示和教育，长期的对物质的追求和具体目标的执取，使得我们的心智受困，甚至变成类似条件反射一样的简单的"赞成或反对"模式。这是心智成长的失败，是精神愚昧的显现。

　　心智受困的结果是人只能处理眼前一点点小东西，生活当中一些最具象的东西，作为人生存需要的最基本的东西。当然这个部分很重要，应该关注并处理好。但是，如果我们的精神、生命力只是在这样的小范围里旋转、重复，无法展开，无法与更广阔的世界深入地交感，这是对生命的浪费。

如果我们流连旋转在一个失中的念头当中，就像登上了开往失常的列车，由此开始由神到气到形的病患。

为什么儒、释、道这么重视"惭愧、反省、忏悔"，先得觉察到自己错了，才有"知非即离"的可能。心念一转，神气也就转了，生命列车的方向也转了。这不是一个简单的现代学者所谓的"中国的伦理道德"，不是外在的强制标准，而是对自己最大的保护和负责。

当一个人的身体有大病的时候，已经是生命列车的方向错了很久了。但有一点一定要记得，心念随时有机会转回，心念一转，神气随时有机会复正。在每一个当下的人、事、物对待中，我们都在有意或无意地、被动或主动地做出选择。所以古人说"如临深渊，如履薄冰""不敢自欺"。

知行合一的传统文化

不少中外学者，站在自己固有的学术研究表述体系，从文化异同的角度，对中国文化进行现代研究，常常会有误解。

很多年前，看过一篇西方学者关于中国传统文化的文章。在他们眼中，中国遵循了几千年的孔孟之道，只是一个非常简单的生活伦理，似乎太简单，西方早就有了。

不错，孔子所述确实有大量关于生活伦理的内容，但不仅限于此。

中国古人关于日常、文化、家庭人伦、社会秩序的背后，是内化的精神追求。能够让你自净其意，让你从日常生活中反观自心，调柔身心，既合乎人伦，又自适自立。

这个过程，如孔子、老子所言，慢慢恢复到柔软单纯、知人知己的状态，渐渐"不惑""知天命""随心所欲而不逾矩"，回到像"婴儿""山谷"一样纯粹、广大的状态，自然跟天道相通，这在日常生活中是层层递进的。

所以不要小看我们的祖先留下的东西。祖先留下的东西看起来土气、质朴，实际却很深刻、很广大，直截了当，知行合一。

现代人熟悉的理论哲学，往往喜欢构建复杂完整的体系，甚至人为制造艰涩缠绕，但很多是个人志意和思想的产物。

这也是一个需要我们留心鉴别的部分，我们接触的各种艺术和知识是来自局限的自我、情感的宣泄、思维的变构、概念的搭建等后天志意的造作，还是来自一颗质朴宁静的心灵，是与大自然、与天地万物共感后的结果？

留意我们的心在接触后的感受、情绪，是更宁静安心，还是反之。这是鉴别的入手点。

烦恼与镜子

很多人的病，其源头是某种很大的烦恼，很大的怨恨，或者很多他们无法解决的困惑，很多时候，病是因为他们不愿意去面对、澄清、解决。

仅仅是这么一个原因，就会让我们慢慢生病。

如果人的一生，常常在这样一个"身、心、意"受限扭曲，或者说

"神、气、形"压抑不正的状态下运转，那就像一个程序冲突、接口封闭、内存不够的电脑，跟外界是没办法顺畅沟通的，也就无法自动升级、杀毒、内部整理。

一个内在心灵状态不佳的人，也会吸收不到需要吸收的好东西，也不能有效学习、自我更新，那么慢慢就会堆积很多处理不了的东西。

一个有经验的中医，既看肉体上的症状，也会看能量水平的混乱、堆积和堵塞，同时，他也会观察体会这个肉体和能量之上的精神部分的混乱、堆积。

这个部分，不需要借助任何外在的仪器、量表，就是用医生自己的经过训练的感受力、觉察力、判断力。

这个过程并不复杂，让自己慢慢地变得简单再简单。就像你每天都喝各种各样的茶，喝了很多年之后，就喝茶这件事会相对简单一些，直截了当一些，少了做作和紧张的担忧，嘴里茶的味道，不会被思想、情绪、欲望和外界的一切干扰、歪曲。然后，你的身心就建立了关于茶的常态是什么。

知道了"常"，就具备了坐标系的原点，就可以品味世间万象。

为什么说平常很重要呢？当你的身和心相对平常一点，相对简单一点，你就有机会意识到自己身心上新出现或者已经存在很久的杂质：那些多余的、复杂的、混乱的东西。这个"意识到"也就是佛法里面讲的"觉"——那面镜子。

那面镜子你擦得稍微干净一点，然后再看自己，看别人，看得会清楚一点。这里面完全不是玄学，它是精神领域的实用科学。按照鲁道夫·斯坦纳的观点，这是关于灵魂的，关于生命的非常精细的科学。

用心与用脑

听众：除了修佛的人，很多修行的人，都有素食的习惯，您对吃素有什么的看法？

李辛：第一，相对来说，吃素确实能让身体干净一点。这个道理很简单，烧天然气的跟烧煤一样吗？烧煤的话会有煤灰，会有油烟，对吧？天然气就不一样了。所以吃素确实能让我们的肉体、能量和精神更干净一点。

第二，对于专业修行者，因为不需要花太多的精力去奋斗，跟人讨价还价，斗心机，欲望、情绪也相对小一些，没有那么多消耗。吃素没问题，应该的。如果你还在世俗中生活，精力体力又不足，如果吃适度的荤能够帮助你，就需要吃一点，爬坡得加油啊，但是吃太多又适得其反。要根据自己的感受和现实量力而行，而不是盲目遵从一个外在的标准。

听众：您说体形薄的人要锻炼肌肉，能够增加容量，那怎么锻炼肌肉？

李辛：重点是平衡。就是回到平的状态，"补其不足，泻其有余"。我认识一位老师，致力研究传统文化和西方哲学，会画画、写字，还会看病。他学习书画的目的，其实也是补其不足。西方哲学过于思辨，艺术可以帮助我们柔软心地、畅意抒情。心智的习惯，是强化已经很强的那个，强者再强，其他部分就更弱了，就失衡了。

我们现代人用脑用意过度，又没有肢体方面的劳作和运动，气都容易淤在上面，那么从平衡的角度讲，身体的运动，尤其是下肢的运动就很重要。

推荐最简单的一个方法，每天走路一个小时以上，加上练习缓慢的下蹲。50 岁以下，至少蹲 50 下，每天如此。再有就是俯卧撑，俯卧撑做不到就斜撑，还有太极、八段锦，或者瑜伽……都可以选择。

听众：关于道家的思想，您谈到志意和魂魄，后天的识神和先天的元神，是一个对待。那么，如何从识神的用脑状态，切换到元神的无为自然？每个人可能情况不一样，如果中间发生"反复颠倒，心中懊恼"的情况，心脑打架的时候怎么处理呢？

李辛：打架的时候，就像天平在晃，我们意识的习惯，是想赶紧稳住它，或者这里补一下，那里补一下，这就是"有作为"的状态。

当我们意识到在"颠倒懊恼"的时候，最好的方法就是你先接受现实，不妄做妄为，先定一定，不急着逼迫自己下决定，不要急于行动。

这个时候，平时练习的静坐、站桩或者太极、写书法等静心方法，就会发挥作用了。

平时就有这些传统"功夫"练习的人，面对这些会容易些，但仍旧不可避免。

听众：识神这个系统也是慢慢累积的，肯定有它存在的理由，不能彻底把它抛掉，它会成为心智模式的一部分。

李辛：其实抛不掉，它是存在的一部分，就像电脑里的冲突程序一样，不可能全部清掉。但是，我们要认清楚，思想其实是一个工具。因为我们会本能地把我们脑袋里出现的所有的想法当作自己的想法，然后由此衍生更多，由此行动作为，这一点很重要。

听众：可以这样理解吗？识神要配不上元神的话，它必须得提升，提升到它配得上这个元神。

李辛：记住你是主人，电脑是你的工具，很多时候你需要用电脑，用就是了。

很多决定，你可能会借助工具来帮助，比如说你买房子，用电脑去查一下周边的环境、价格等情况，这是用工具。最后你买还是不买，甚至跟哪个人签，你不会让电脑来决定，对不对？

所以你要分清楚，不要只是把你的任何想法当作要去执行的命令，这一点很重要。

这个部分需要静坐，我们才可能慢慢分清楚感受、情绪、思想和觉察的区别。你的这一系列问题，就是源于由头脑思想而来的概念辨析。

我们不要过多地进入辨析概念的状态，而要退出来一些，静下来观察自己的心智运作，观察到什么是"想"，什么是"觉察"，什么是"感受"。

听众：您刚刚还说了一点，现在的信息量太大，怎样能够确认这些信息是不是纯正的信息？

李辛：其实重点不是去判断这个信息，而是你身心的感受。简单地讲，就是不管这个信息是哪里来的，是谁说的，怎么说的，重要的是在做选择的时候，你觉得比较安心。做完选择，付诸行动后，你不会再去想它，或者偶尔怀疑一下，不会"反复颠倒，心中懊恼"。这时候，这个选择就相对正确。

听众：先天肝脏不好的人会不会就是魂魄比较弱？

李辛：这些都不重要。我们既然是人，肯定会有相对弱的地方。

重要的是，你问这些问题的时候，是在思维奔腾的洪流中，努力地想找出这些问题的答案，其实这些想法是不重要的。为什么不重要？前面已经说过。

从专业角度回答，你刚才那个问题，先天肝不足，然后魂魄不足，就会有一些症状。然后我们就要去治肝，要去治魂魄，或者处理相关的问题，这是我们现代人的思维。

按照中国传统的观点来说，第一，如果知道自己是魂魄不足的，我们就要去留意、观察、寻找规律：我是这样一个魂魄不足的人，会有哪些习惯性的反应？我可能容易受外界干扰，会怕人多的地方，可能睡眠不是太好，会被打扰，这些是我的一个状态。

我们要在生活中去留意自己状态的起伏度，当我发现现在已经很震荡了，那就先避开吧。这件事看起来很好，能挣一万或一百万，可是我发觉一想到这件事，靠近这个人，我的内心就很震荡。当你意识到之后，哪怕这事能挣 1000 万也要离开，才是吉祥。这就是发展我们的觉察、初步的慧力和定力，而不是根据习惯思维和社会判断标准："哇，这事太好了，上吧。"

第二，在生活当中养成用心的习惯。体会平时哪些事情会让自己失中、失平，然后会采取哪些条件反射式行动。

比如我观察到当我自己受到了一些因素影响，不高兴或者失中了，我可能会跟大家一样，会在网上漫无目的地浏览网页，或者会去看电视剧。

如果没有觉察到，就会一直在这个状态持续很久，这就是一个耗散和混乱的状态。如果觉察到了，我可能还是继续在看，继续浏览，我同时心里也知道我在耗散，但还想放任自己一点，不想那么严格。

如果是很严谨的修行者，可能就把电视扔掉了。那我会说，嗯，我现在有些放任。只要有这个觉察，很快你就知道"差不多了，不要再放任了，要承担后果了，会睡不着觉了。好了，可以停下了"。

在生活当中，我们慢慢去留意观察，然后一点点地调整自己，这就可以了。

听众：心里总是去留意观察、觉察，就挺消耗元气嘛，我发现感知力很好的人，身体都会比较差。

李辛：这是一个很好的问题，对大家都有用。不过你问这个问题时的状态，还是在过度思考。你现在看着我的时候，还是在思考的漩涡中。

我的建议是，要留意你常常在不断思考的状态，可以每天多增加一些走路。

因为专注走路的时候，周围的东西在变化，你跟自然在一起，魂魄这边的力量就会多一点，志意这部分自然就下来了。然后增加一些训练，比如打坐、站桩、太极，可以把强化志意的习惯断一断，魂魄的部分强了之后，元神的部分会同步强一点，就这样一点点地微调。

这就是中医讲的养生先养神，不仅仅是休息，也需要打坐，留意你每天精神的运作规律，留意你的神意是如何用的，留意跟外界的交接模式。

第四章
三焦：人体能量构成

生命的层次与发展

一个人体，中医关注的重点是形体之上的无形部分。简单来讲，一个是能量的部分，中医所说的精和气；一个是属于信息的部分（与精神相关），统涵于中医所说的神。

精、气、神这三样，其实是一个东西。

我们学中医的时候，也被各种概念搞糊涂，因为不光有精、气、神，还有心气、肝气、肺气、营气、卫气、元气、宗气，还有脾气、足太阳经膀胱气……对吧？当时感觉学得没有头绪。下面给大家梳理一下概念。

比如你的钱，放兜里的和放抽屉里的，配偶的、银行卡里的，有老板没发的工资，朋友欠你的，是不是都是一个东西？都是你的钱。它只是以不同的名字在不同的地方发挥不同的作用。

我们谈起一个人所拥有的，往往称之为"财富"。说到财富，就不仅仅是现金或存款了，还有房子，你的技能、行动力，甚至你的思想、关系网、朋友圈等。所有这些有形无形、身内身外的东西，其实都是一个东西——你的财富。

所以在中医的眼中，精、气、神是一个东西，乃至精、气、形、神都是一个东西。

用精、气、神这几个字能够比较明晰地把人的能量状态和运动规律概括清楚。再往下细分，就是营气、卫气，或者表气、里气，或者宗气、中气、元气，或者心气、肝气，等等。要先抓到根本源头上的东西。

精，属于生命与生俱来的一个储备能量，还有生命能量的储备状态，就像是你的固定资产或者定期存款。

气，代表生命活动中时时刻刻在周转流通的能量。

神，代表生命活动更精微的水平。古人的观点是，一切生命的根源，来自同一个精神或者说灵性的源头。

生命不仅仅在物质肉体展开，内外交流互通，也在"气"或者说能量的层面展开，互化交通，还在灵性层面发展感通。在"神"的层面，我们与一切万有都源于"一"，归于"一"。

所以说，生命是有层次的，也是有发展方向的。如果我们只限于肉体、物质世界，我们的思想只接受物质层面的知识，就会把我们本来广阔精深的生命牢牢地局限于此。

中医是调控有形的物质、无形的能量和更精微的神并使三者互化的一套学问。汉以前的中医具有调控神的水平，而现在，只有很少一部分民间中医与道医还具备这个能力。

我们的学习主要集中在"气"的部分。像我这一类的中医，主要是在气的层面工作。

气的层面，要先讲气的生成。

看图一右边那张图，人体可以分成三种能量结构，三个圈，像三个套环。

我们还在妈妈肚子里的时候，是前面说的先天，生命的开始，"生之来，谓之精，两精相搏谓之神"。

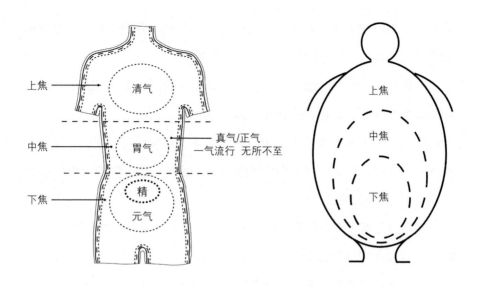

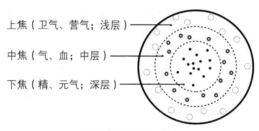

三焦既是上下也是内外

图一　三焦：气的生成与输布

　　出生之前有两个能量来源，第一个是父母的"精"化生的下焦气，也叫先天精气、元气；第二个，妈妈的脐带供气血，这个部分相当于中间的圈——中焦气，也叫中气、脾胃之气、土气，都是一个意思。这是孩子出生前在肚子里的时候。

　　生出来之后是什么呢？出生之后又多了一个气，开始自主呼吸。这是第三个圈——上焦气，也叫清气，或者宗气。

　　出生后，脐带切断，母体的中气供应停止，变成小孩子自己的中焦启动，开始吃喝消化。所以中气有很多别的名称，有的叫胃气，有的叫脾胃之气，有的叫后天之本，其实是一个东西。

人体能量的来源，就是三气合一，最里面的圈，下焦气是生命的资本，是库存能源，最好别动得太厉害。

下焦是先天的源头，中焦是后天的源头，是每天都要用的。如果一个人一直不好好吃喝，肯定会动用他的库存储备，所以消化吸收的能力，食物合适与否很重要。

现在讲营养，要吃得好，早上一个蛋，晚上一顿肉，对不对呢？

小时候我们都烧过炉子，炉火的大小决定了你应该往里面加多大的柴火，道理很简单吧？那么，为什么我们在吃的问题上就不明白这些道理呢？你的炉火明明很小很弱了，已经没有什么消化力了，烟道也都堵住了，大便不通，汗也不出，也没运动，你还吃牛排，还喝牛奶，只会增加废料和堵塞，把炉火压灭。

这些道理不需要通过学习医学知识就能明白，都是日常生活最基本的常识，要在生活当中去体会。在饮食上，合适自己才是最好的，不是去寻找一个外在的统一标准。

常常细心观察，就能了解自己，体会吃什么东西有什么不同的感觉，有知有觉地去生活。吃了某个东西你感觉到不舒服，哪怕吃到第十次你才发现，也是有知有觉的开始，但也要注意不要神经过敏，乱找原因。

外面这个圈——上焦清气，不是简单翻译成空气、氧气。如果一定要界定它，有点像印度瑜伽里面讲的普拉那（Prana），就是自然环境中的能量。

比如说，辛庄师范虽然在北京，但离市中心比较远，环境相对自然一些，这里的 Prana 肯定比北京市区里多很多。如果我们在森林、海边、高山之巅，尤其人少的时候，那个环境的能量是非常高的。

元气、中气、清气，三气合一，就是三焦里运行的供我们每天生命活动、使用的能量，西方人叫 Triple heater 或者 Three warmer。

Heater 是什么东西？

听众们：加热器。

李辛：是的。三个能量中心，就是三个加热器。

图一的那张人形图展示了比较容易理解的人体部位的三个圈（能量的生成图）。因为我们已经习惯物质化的肉体，那么，相对来说，神阙（肚脐）下是下焦——元气；神阙（肚脐）到鸠尾（胸口窝）是中焦——中气；鸠尾以上是上焦——清气。按肉体部位理解也有帮助，但理解三焦不要仅仅局限在部位上。

我们小时候玩过气球、足球吧？把气打进去的时候，气是怎么扩散的？是像水一样"咕咚"掉到最下面吗？

听众们：不是。

李辛：气是在整个球体内弥散开的，所以三焦其实不只是上、中、下，还是里、中、外。图一下方的第三张图提示了这个部分。

当我们说肾气或是下焦气的时候，不仅仅是小腹的部位，其实也代表身体最里边、最深处的气，先向第二层扩散出来，然后再向第三层扩散出来。其实三焦外面还有一层气，这一层叫什么？卫气。就是我们人体的大气层。

回到图一右边那张图，外面这一圈是上焦气，当我们的上焦气不足的时候，可以肯定，卫气也是不足的。

当一个人下焦虚的时候，不能光去找他下焦虚的症状。其实，下焦虚的时候，三个圈全都虚了，这一层一层，从里而外都是接续的，一个虚，三个层次都会虚。

第一张图是能量的输布图。为什么叫布呢？"布"是一个古代的词，像下雨啊，云啊，都是布。布是一种扩散的状态，它不说"传"，传送是有形的东西，它是慢慢地扩散出来的。所以输布是由里而外，有一个方向。

气机第一定律：实则开，虚则阖

提到方向，我们讲过一个重要的概念：开阖。什么叫开阖？比如门的开与关，就是一种开阖。那什么时候开，什么时候阖呢？

里面气饱足了，自然有往外扩张的势，这是"开"；里边不足，自然有往里边收聚的势，这是"阖"。这是气机自然运行的第一条定律：实则开，虚则阖。

开阖与补泻有什么关系呢？总的来说，把能量带出去是开，通常的效果是泻；把能量收回来，就是阖，通常的效果是补。但这不是绝对的，比如气机郁结或者风寒束表会形成虚实夹杂的格局，如果还不是很虚，我们常常第一步用开的方式，把气机充分透达，展开之后，人体气机才能自然阖回。

所以开阖的目的还是为了内外表里的均匀，气机的自然畅达，不是单向孤立的。

为什么我很少说补泻呢？因为补泻是最后的结果，很多时候，追求某个结果，常常会忽略人体本来的气机方向。

开阖，是人体本来的方向。由先天的体质、心质，后天的意识——行为——生活模式以及当下的气机病机决定。自然的天文地理的变化也是其中的一个重要力量。这个方向不是由医生主观可以决定的，如果医生不明白这个道理，自说自话，妄作补泻，是"以妄为常"。（见图二、图三）

气机的基本方向：开 阖

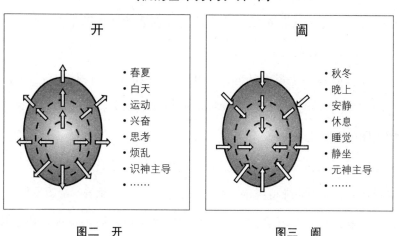

| 图二　开 | 图三　阖 |

经常会有人问到底应不应该刮痧，一周刮几次，泡脚泡多久，刮痧跟按摩、拍打有什么区别。作为初学者来说，先不用去考虑这些技术上的细节，而要先明白刮痧、拍打、按摩、跑步、泡澡、做下蹲、八部金刚这些方法，都属于开，包括手法很激烈的针刺、大针针灸、放血以及过多的艾灸等。

太极、适度的针灸（毫针）、适度的艾灸相对偏阖。静坐、睡觉属于阖。

所以，在你决定是练跑步还是练太极之前，最好先搞清楚自己当下的气机方向，是需要开还是阖。比如，工作一天了，很疲劳了，身体的气机需要阖；晚上九点了，身体的气机需要阖；刚做完一个紧张的项目，精神身体都需要放松，气机需要阖。

抓住大方向，是治疗和调理的第一入手处。

既然气机运行的规律是"实则开，虚则阖"，那就不是你想开就开，想阖就阖的。医生是一个配合的力量，或者说是一个观察者、参谋来协助病人的气机回复本来状态，这一点要搞清楚。医生不是主控者，只是一个帮忙的人，或者是一个给予建议的人，这一点非常重要。老师对学生也一样，只是一个帮忙的、给建议的并创造条件帮助学生发挥潜力的角色。道理是一样的。

现在普遍有一个很大的问题，不少中医和学生习惯以自己为中心，用自己习惯的方法思路，想要这样那样来帮助病人补泻，但没有考虑这个病人体质的虚实如何。

比如某个农村，土地干旱贫瘠，当地人种红薯、种玉米很多年，虽然比较贫穷，还能够维持温饱，安居乐业。来了一个领导，希望发展经济，怎么不种经济作物？赶紧砍掉，种烟草、种果树，后来发现这块地长不了这些东西。经济非但没有发展，原来的稳定也给破坏了。

同样的道理，这个人体没有开的条件，医生强行开的话，身体就有损害了，这个要重点注意。一般来说，老年人、虚弱的人、久病的人，如果已经有明显的虚象，不一定适合非常强烈的拍打、刮痧，每天都做，就不合适了。

比如现在是秋天，秋天的气机，从一年来说，趋势是阖，这是天地气机运动的大方向。所以，开和阖，其实是一个势。所谓势，在特定的时间、特定的条件，对于某个特定的人，是有特定的一个方向的。

这里说的"特定的时间、特定的条件"就是"机"，这个后面会讲。

形气神兼治与整合医学

说起三焦，你们觉得生起病来，如果病到下焦、中焦、上焦这三个层次，哪个层次的病要严重一点？

听众们：下焦。

李辛：对，下焦病。那么，一般的感冒在哪个层次？

听众们：上焦。

李辛：单纯的感冒属于上焦问题。但如果感冒七天没好，又有不想吃东西、不能睡觉、消瘦、咳嗽等症状，就有可能是中下焦的问题了。

所以，感冒在中医看来，有的是上焦感冒，这个时候你看中医、看西医或者不看医生自己注意休息，它就会好。为什么呢？因为邪气在表，我们的下焦气很足，中焦气很足，上焦气也相对不弱，这时候，气机是一个什么样的方向呢？是"实则开"的方向。

比如我们这一屋子人都在，都很精神，即使有强盗到门口了，也进不来。即使进来，我们瞪他一眼，他就乖乖出去了，对不对？所以，如果感冒只是在上焦，不治也会好，就怕乱治。

很多小孩，每个月都得去一趟医院，有慢性支气管炎、鼻炎、皮肤过敏，看起来面黄肌瘦的，没什么力气，大便不调，吃东西也不正常。这样的孩子一旦感冒，就多半是中焦感冒了，因为基础体质不一样，这是中医和西医看问题的区别。中医不管病因是病毒还是细菌，他重点看你自身能量的虚实。这是两个不同的视角，可以互补。

在治疗某些传染病、急性外伤等领域，西医比中医有优势，我们可以而且已经在享受现代医学带来的健康保障了。但对于大多数病，尤其是与体质、免疫力下降有关的慢性病来说，人体需要靠自身的能量来完成修复、抗病和痊愈工作，这个部分是中医的长项。

最近几十年，在美国和欧洲形成了"整合医学"的趋势。在面对病人的时候，来自西医、中医、心理、营养、运动、康复等不同领域的专家，发挥各自优势，协同合作，从身体、心理、能量、精神、生活各个层面来帮助病人。这就从"以疾病治疗"为中心，转到了"以人""以恢复健康"为中心。这个健康不仅仅是身体层面，还包括心理、精神、社会生活层面，而中医最擅长的是能量—精神—生活方式的调整。

三焦虚实评估

中医在治疗过程中，关注的是人体能量的虚实有无，所以由此而形成了关于"病势"进退的观察与认识。

在中医眼中，"病的进"和"正气的退"，相当于"邪"和"正"，是对立统一的。

前面讲过，我们这一屋子百来号人坐在这里，即使来个强盗，算不上邪气，但到晚上，这间屋子空了，可能钻进来一只猫就搞翻天了。所以，通常，**邪气不是第一要去关注的东西，首先要关注正气，正气为本。**

当"病进"的时候，肯定伴随着"正气"的不足，气机正在进入"阖"的趋势，形成了气机从人体表面向内部回退的趋势，也就是"由表向里"。

中医看病，就是看这个正气的进退，或者称为正气的开阖。

"虚则阖"。就像一个月收入8000元的工薪族，在北京买了一套房子，每个月得还贷，那他的对外交往、文化活动，比如看芭蕾、听交响乐什么的，就要压缩一下了。虚则阖——这是身体气机的本能。

当人的中下焦气不足的时候，人的本能就是这样向内收缩——阖。这么一阖之后，表面的卫气就不足了。所以，当正气一层一层往后退的时候，邪气就一步步进来了。

2009年，一位老先生来调理，他年轻时是飞虎队飞驼峰路线的飞行员，老英雄，90多岁了。医院的诊断一大堆，什么肾功能不全、尿蛋白、肌酐、心脏病、高血压、糖尿病、水肿……听起来很吓人。

但是，在中医来看，一架飞机要是飞了快100年了，肯定到处都在响，问题很多，但它其实只要能飞能降就行了。人也是这样，指标不是最关键的，关键在于三焦的能量够不够。请看图四：

三焦能量不足与常见不适

• 下焦、精、元气：泌尿生殖系统，腰、小腹、小便、下肢；
常见症状：精力不足，身体冷虚，足寒，大小便多，大便软或泄，腰酸，注意力差，记忆下降，情绪不稳，恐惧，怕黑。自幼哮喘，尿床，早产儿，曾多次流产等。

• 中焦、中气：消化系统，胃肠道、肌肉、大便、体力；
常见症状：大便异常，口气重，口腔溃疡，牙龈问题，青春痘，慢性皮肤病，体弱无力，消瘦或肥胖，肌肉不足，脂肪过多，血脂高等。

• 上焦、卫气：呼吸系统，肺、鼻、体表、皮肤、汗出状况；
常见症状：异常出汗，反复感冒，恶风、怕寒，经常喷嚏，皮肤，鼻子过敏症状，长期咳嗽等。

图四　三焦能量不足与常见不适

简单讲，判断下焦的能量够不够，要看病人的精力足不足，思路是否清晰，专注力、记忆力的水平，睡眠的质量，还有小便频不频。年轻人还要看他的性功能。

那么，如何判断中焦足不足呢？要看他的肌肉丰盈不丰盈，有没有力气，消化力、大便、饮食等是否正常。

上焦呢，要看他的出汗情况，会不会常常感冒，是否怕风，还有皮肤的状况。

传统的中医看病，并不是只问很多关于病情、症状的问题。比如，您是这里痛吗？什么时候开始痛的？胀痛还是刺痛？晚上还是白天加重？咳嗽吗？血压高不高？这种问法是以疾病为中心的思路，有它的必要。

传统的中医问病，了解正气是否充足，运行状况好不好的关键问题在这里，有点像老北京见面的时候问："吃了吗？""您最近胃口好不好？"这是判断中气好不好。然后问大便、小便、出汗，女人要问月经。从大便可以观察中焦，从小便可以观察下焦，出汗多寡可以了解上焦，月经代表血分的流通度。

还有个重点要问：睡眠好不好？睡眠代表人的神气收阖的状态，封藏的能力，也就是生命自动调节的功能是否正常。气机的运动规律是白天开，晚上睡眠是在阖，所以这是很重要的一个信号。

中医看病，关注的是人的基本生命运行状态。刚才这些问诊就是用来评估这个基本面的，这是中医临证的精华。

"吃得怎么样，睡得怎么样，拉得怎么样，走路怎么样……"看起来都是很平淡的问题，是吧？走路代表什么？没有力气走路，拎不动重东西，代表肌肉，中焦气，中气不足；走路如果不能持久，代表肾气不足。

我给那位飞虎队老爷爷调理的时候，给他和家人打比方，我说："您那架飞机飞了十来年，修修补补，起起落落，还被日本鬼子机关枪打了很多次，飞的时候是不是仪表乱跳，到处带响，但还是能飞。"他说："对对对，飞的时候那个仪表就是乱跳，丁零当啷的。"

老人家也能理解这个思路。别全都盯着控制指标，要把指标纳入人体的基本运行状态来整体看待。

老人的问题主要是下焦气不足，上焦、中焦运转不畅。年龄大了，不能下猛药，慢慢来更好，经过几个月的细微调理，体质好转，指标也慢慢恢复正常了。还剩下几个指标，比如血糖、血压不稳定，不稳定就不稳定。吃得下，睡得着，拉得出，心情好才是关键。九十几岁的人还想和刚出厂的新品一样吗？

后来有一次老人家发烧了，老人发烧很容易转肺炎。为什么老人发烧很容易转肺炎呢？因为中下焦不足，邪气一下子就能深入。有的小孩子一发烧就转肾炎，转肺炎、心肌炎也是这个道理，都是因为中下焦本来就不足了。重点不是这个炎那个炎，而是他本气不足。

他被送到重症监护室，各种管子插上去，住了一个多礼拜。如果年轻病人插上管子不让动，在那里住一个礼拜也够呛的。老先生在这个年龄还能扛得住，说明三焦的运行还没瘫痪。

我给他开了一些补下焦气、中气的药，再用一点点运转中焦的和开上焦的药帮他排出表面的邪气，帮助三焦交通运转，老先生很快恢复出院了。

本气自病

大多数病都是"本气自病"。

除了突然被狗咬一口或者车祸这种意外，一般都是"本气不足所生的病"。哪怕是像埃博拉病毒、非典这类疠疫，也和"本气自病"有关。只是它们在天地间不正之气的"协助"下，"本气"更弱，"邪气"特别强大而已。可以观察到，这类瘟疫的传播，并没有击倒流行地区的所有人，而是锁定了某些体质的人群。

中医说"邪之所凑，其气必虚"。邪气能够侵入并突破你的能量防护层的时候，你的气肯定是虚的。

还有不少病人常常忘事、掉东西、被偷、被抢，其实都是自己神气弱了。有经验的小偷如果愿意洗手不干学中医，肯定学得很快，因为他准确"望诊"，能在茫茫人海中，一眼看出谁神不守舍，然后下手。

三焦能量的虚实和分布的差异，气血在三焦里流动的状态，导致了我们不同的体质，也就是气机格局。就像前面讲的，一个看似简单的"感冒"，在这个背景下，原因、过程、结果是很不同的。所以，不同的气机格局，决定了疾病不同的发展趋势和调治重心。下焦、中焦虚的情况下，病一般比较难治，如果是严重的疾病，预后多不好。

大家在学中医的时候，先把知道的所有中医病名和西医病名都忘掉，把这些阻碍我们理解无形神机和气机的"概念"都忘掉，先看大方向。

所有的病，从三焦气血的角度来说，就是三个病——上焦病、中焦病、下焦病。把这个大方向清晰理解，熟练掌握之后，再去学习五行、六经等其他系统，就不会被绕晕。

不管是感冒、糖尿病，还是妇科病、肝病或者癌症，具体先看这个病人的三个能量层次损耗到哪一层。这是看虚实。

比如有这样一类人，体形比较结实，爱吃荤菜，不爱运动，他们的三焦容易被堵住，大多属于下焦还有能量，但是上焦封闭、中焦淤滞，往往消化不良，大便不畅，口气重，不出汗或者皮肤有问题。

这类人如果去医院检查，可能会有胆结石、高血脂、风湿痛、妇科病，白带过多或异常，或者是痛经……诊断是各种各样。在中医来看，其实就是上焦不通，中焦有点堵，所以开上焦运中焦，往往就好了。非常简单。

如果以大方向来看人体的话，学中医是非常简单的。我讲的所有东西，都不是我发明的，是古书上有的，我所跟过的那些好医生就是这样看病的。看人体的本气虚实，而不是看邪气在哪里，病灶在哪里，然后追着打。这就是"治病求本""标本虚实"。

中医本来非常简单明了，现在之所以显得复杂，是因为有太多的概念、太多的名词，原因后面会讲。

我昨天还讲过两个字，一个是"常"，还有一个是"变"，叫"知常达变"。中医说的"变"，其实就是千变万化的状态，医生不要跟着这些变化的症状和指标跑，症状和指标是时时刻刻在变的。

如果我问你，黄河要是水位上涨，哪里会决堤？怎么办？你能告诉我吗？你可以用统计数据，然后历史记录，还有实地勘察，你可以用计算机模拟，但是从解决问题的考虑来说，其实我要解决的，不是哪里决堤，而是考虑怎么不让水流蓄积的势太大，因为蓄积到一定时候，总会在某个薄弱点爆发。

把河水流量保持在常态，使整个河流体系所有的沟沟渠渠保持疏通状态，就是"本"，这些沟沟渠渠就是经络系统，就是三焦。

第五章
气机与开阖：正常状态下，
人体能量的运动规律

理法方术与大方向

从三焦来看，所有的病，不外上焦、中焦、下焦三个层次出了问题。这三个层次，又可以分成两种情况：虚和实。一个中医，每天看病人，男女老少什么病都有，其实就这两类。

前面讲过，虚，就是三焦能量不足。

什么是实呢？

三焦就像一个气球。如果打上气，用力捏，到一定程度会发生什么？炸掉。在炸之前，某个地方会变薄、突出来，这就是脑血管爆裂的模型嘛。或者别的地方会突出来，可能是妇科肿瘤或者肝血管瘤。

气机就是一团能量在三焦里边不停运转，我们的肉体就是一个壳，里面的能量太大，但是流通不畅，内外不通，就是实证，"实则开"，气机的自然运动方向就要往外开。当开出去的渠道受到封闭的时候，就会在某个点上爆发。

当一个气球没有气的时候，是什么情况？

听众：瘪掉。

李辛：对。人体的气球比较复杂，里面有各种不同的物质（皮、肉、筋、骨、髓），有各种不同的空间（三焦、脏腑、经络、血脉）。对于没有气的人，有的是这里瘪，有的是那里瘪，变化出种种症状。

治疗原则：实病要开，虚病要阖。

所以当我们说养生的时候，不是说该吃绿豆、红豆，或者人参、阿胶……或者用刮痧、针灸、按摩等方法，这些都是治疗上的细节。中医讲"理法方药"或者"理法方术"，方法是最后一步的操作，先要明白道理。**明白人体当下是虚还是实，先找到大方向，是开还是阖，这是最基本的理。**

"开"是什么？

我们常常会问病人：有运动吗？大便、小便、出汗、月经是否通畅？往上往外是开，往下通也是开的一种。这是第一。

第二，有没有正常的社会活动？跟人交往是否有障碍？精神心理是否畅达？有话敢不敢说出来？难过的时候，会不会流眼泪？想买件衣服，会不会憋了三年还是没买？最近三个月有过休假吗？这些是精神上的开，很重要。

这些都是大方向，我们要去了解这些最基本的部分，它们是我们生活中时时刻刻都在经历的。你自己深入了解了这些，也帮助病人意识到，并在生活中改变、调整，那个力量就很大了。

很多人对自己的生活、内心状态、身心感受无知无觉，却指望通过吃一把绿豆、几根虫草就能改变很多。这个对简单轻灵的小鸡、小鸟还行，我们这么大、身心这么复杂的人，要靠它来改变，不那么容易。除非你是非常干净的肉体、非常清净的心灵，过着非常简单的生活，否则，一把绿豆是调不动你的，一包汤药也不太容易做到。

真正能调动你的，是你的生活，你的生活习惯、心理习惯。你怎么看待自己，怎么调整自己，是你时时刻刻的选择。

知常达变与标本缓急

1996 年我在上海工作，人民广场的下面有很大的电子游艺厅，有个拿锤子打鳄鱼的游戏，很多鳄鱼，此起彼伏，打到它就叫。

有时候看病，看到一个人病了很多年，北京、上海，甚至美国的各大医院都看过，症状却越治越多，我就想起这个游戏，这个人就像一路上被很多锤子打过的鳄鱼。一路上的治疗都是在抓那些不断变化的症状和诊断——"变"，而忽略了人体本来自然的三焦能量的状况和气机运行规律——"常"。

"平常"，就是生命本来的样子。中医治病，就是帮助一个人回复平常。

在这个回复的过程中，医生会兼顾两个方面：

第一，"急则治其标"，有一些比较急的症状，需要先处理，否则会干扰甚至影响进一步深入全面的调治。比如有个人胃痛急性发作，那我需要马上给他缓解，我就先给他扎针、止痛。这是治标。

第二，"缓则治其本"，这位病人有深层次的问题，比如下焦不足、中焦虚寒、表气不畅，这称之为"本"。在缓解急症的基础上，再进行深入调治。

以前老师教我看病的诀窍：一个病，西医不知道是什么，中医也看不出来是什么原因，你也不知道怎么治的时候，怎么办？调常。

每次病人来复诊的时候，要问他的生活状态，吃喝拉撒睡，这才是中医看病的基本指标。吃得好吗？睡得好吗？动得好吗？拉得好吗？出汗正常吗？尤其是慢性病，把他的这些基础指标调到正常了，就意味着生机恢复，气机趋常，这个时候，人体本来的生命力，就能把这个病给化解掉。任何的病都是这样。

所以说中医是"来帮忙"的，病人才是"当家做主"的，不是医生来全盘接手，指东打西。可惜病人常常放弃自己的主动性和对自己的责任，医生说什么，他都接受。

很多情况，指标看起来有点吓人，医生也说得吓人，于是病人被吓到了，乱了方寸。在中医来看，三焦能量和流通度还不错，神也比较定，可能只是因为最近遇到了什么事情，思想上有些疑惑、纠结，或者因为最近天气的变化，能量稍微有些不调，或者是开阖的节奏与幅度有点跟不上，于是出现一系列症状和异常指标。

这种情况下，医生需要指导病人，先学会定神，问问自己，真的很严重吗？把体检报告放下，观察一下自己这个真实的人，别着急下手一通乱治，这一点很重要。

为什么神要定？神乱了，气机也会跟着乱，就会有各种各样的"假症状"出现，应接不暇，越治越乱。

自愈的条件

什么病自己会好？什么样的病不会恶化？先把医院里中医、西医吓人的诊断放一放，按这个思路来判断：

第一，神是定的，而且是舒缓的；

第二，元气不是太虚的，或者说下焦气不是太虚的；

第三，中气、消化能力，饮食、排泄是相对正常的；

第四，睡眠正常；

第五，几个通道：出汗、小便、大便、月经是正常的。

这样的病人，不管西医诊断是什么问题，只要找到对的医生，甚至，如果没有即刻的生命危险，不一定找医生，只要把工作停下来，或者减少，换个合适的地方生活，自己调整饮食、运动，精神稳定，很多疾病有机会不治而愈。

另一种病人，虽然只是一个感冒，病人自己也不当回事，却说："大夫，我感冒了，有点难受，您给开点药，明天我还得飞澳大利亚。"

虽然诊断只是感冒，可是如果他中下焦气很虚，虚到不能稳定供应肺气，说话已经气短了，也不能稳定供应心气，嘴唇已经发紫了。其实他三焦的能量不足很久了，渠道也不畅通了。

如果病人自己意识不到自己真实的情况，医生再没有细心判断气机格局，只按感冒治，就可能出意外，变成医疗事故。

因为不同感冒的施治方向是不同的。正常的感冒属于上焦病，需要开。而这类虚性感冒，虽然有感冒症状，但这个症状只是标。本是虚的，应该阖。如果把需要阖的虚证感冒误开了，大方向错了，就容易有危险。

所以要忘掉所有的病名，先如实观察这个活生生的人，看他的气机格局，不能被症状和诊断牵着鼻子走，否则会被误导。包括到药店买药，不要说"我感冒了，我要买点感冒药"，任凭店员推荐，其实感冒药也是要分清虚、实、寒、热的。

不管是什么病，先看下焦和中焦。为什么我一直在讲下焦、中焦，很少讲上焦呢？

因为上焦气的源头来自中焦和下焦，与我们的生存环境的清气交换。清气，是自然的、天地的能量，跟社会经济环境一样，是共享的。没有太多可以调控的余地，除非换个环境，所以这部分我们先不多讲。

为什么中医非常重视脾胃、重视消化？因为这是最重要的能量来源，相当于每天的现金流，也是容易调控的一个环节。

下焦呢，不太好调控。对于现代人，损伤下焦最重要的因素是睡觉太晚、神气过用、用意太过、用眼过度，手机、电脑不间断使用……《黄帝内经》说，眼睛是神气出入之所，也是五脏六腑的精气上注之处。

还有，当你深入思考一样东西，想未来的一栋房子，或者用力想你特别喜欢或不喜欢的人，这时你就变成了一个发射塔，精、气、神都发射出去了。

心知肚明，不假思索

开阖，不仅仅是在能量层面，更要留意精神的开阖。

现代人的体质、心质跟古代人太不一样了。《三国演义》里面，关云长的那把青龙偃月刀多重啊，80多斤，得抡着打好多天仗，对吧？

《伤寒论》里面，比如说麻黄汤、大青龙、葛根汤，这些方子是强烈向外开的。我第一次用这些方子，是大学四年级在东直门医院实习，给一位搞基建的民工治疗。他很结实，受了风寒，当时是在11月份，高烧、骨节疼痛、头非常痛，麻黄汤，一副就好了。

但是，城里人能够用这个方子的机会不多。我到了南方之后发现用得更少。为什么？柔弱之质，不需要那么强烈的力量，也受不起。这种柔弱，是肉体、精神双重的。

对于现代人来说，人的精神力、情感的丰厚饱满度、肉体的力量，都在慢慢退化。现在有不少文艺作品、现代艺术，过度张扬了个人化的情绪和意志，在传统文化来看，不符合平、常。

学中医，要在生活中去体会。

比如我们看自己，看别人，看一幅画，听一首歌，能不能感觉到背后细微的东西是坦然平静的，还是冰冷隔绝的？是表面热烈，内在却空虚不安的，还是表里如一的？

如果这些都能感受到，开方子时自然就知道，这个人看起来很郁，但不能大开，因为里面很单薄；得开一点点就收回来。在选药上，也要考虑气味、性能都柔和一些的药物。

这有点像在画画或创作音乐。我们要体会的是这个东西。"势"和"机"，是要每个人自己去体会的。

记得大学里，一位同学非常努力，像活字典一样，同学只要说一个观点，他就知道出自《医宗金鉴》第几章的第几页。但我常常发现，这么认真努力的学生未必会看病，这是一件很悲哀的事情。

为什么呢？学习中医，培养的是我们内心的感受力，而不是大脑的记忆和逻辑能力。

三个关键字，我们讲过一个"势"，一个"机"，第三个是"度"。

中国传统文化最讲究的就是"中"。在中医眼中，"势"代表已经或正在发生的一个很大的运行力量与方向。"机"是就某个病人而言，在此势中，因时因地因人而有的一个合适的切入点，来帮助病人的气机神机回到"与万物沉浮于生长之门"。

比如你是敲鼓的，和大家一起合奏，你不能想敲的时候就来一下，你需要跟着曲子本来的节奏，到一定的时候，来它一下。这是机。

"势"就是特定时空格局内人、事、物发展的方向。天地有它的"势"，每个人、每件事都有它背后的"势"，病也一样。

找到合适的"机"，当下切入，心知肚明，不假思索，切入之后你就融在其中了。一切都是自然发生，无须思考的。如果你一直在思考，体会不到势与机，就容易反复颠倒，心中懊恼。这鼓用多大的力量敲？敲几下？什么时候该停？就会"失度"。

顺势、得机、合度，这就是传统文化讲的"中"。

"正行"与"正业"

生老病死，就像荡秋千。生命的秋千，其实就是开阖。跟着天地的大节奏，与万物一起升降浮沉，开阖进退。

生命力强一点的，可以去航海、环游世界，那是个大秋千；生命力弱一点的，在小心保护自己的前提下，也要跟着大节奏一起荡。

但不管你是大英雄，还是小凡人，生老病死都是躲不开的。对于病来说，医生的作用是什么？不是仅仅把眼光关注在把"病"消灭掉，重点是要关注这个"秋千的节律"不要被破坏。

病呢，只要把它控制在一定范围内，不要让它破坏荡秋千的节奏就可以了。只要秋千能够一直荡下去，生命的节律自然会把病带好。这种调整很平缓、很安全，不会拆毁整座大厦。

为什么要讲这个呢？因为现在有一个很大的误区：有病就要根治，不停地治，一直治下去。因此，病人甚至整个家庭会完全忘记正常的生活，没有运动，没有生活，没有娱乐，没有恋爱，什么都没有，只剩下整天紧张、焦虑地跟病魔作斗争。

这是什么？失常。你的秋千正在被人为扰乱，甚至停摆！这种情况，即使你有资源，能找到全世界最好的医生，也是没用的。一个人要康复，必须进入真实有序的正常生活中，与万物共沉浮、互交感的状态里，才能把病慢慢化掉。

所以关于养生和调理，**真正重要的是尽可能地去找让自己安心和舒服的状态**。健康人也是这样，要在合适的时间、合适的地方，与合适的人，以合适的方式，做合适的事，这个就是养生。佛法里叫"正行""正业"。

2007年我在上海讲中医课，印象最深的是一位台湾女孩子，她说："李医师，我现在想想过去的生活好恐怖，我原来下了班，都要去酒吧喝上几杯。学了中医，发现自己不想去了，原来那帮朋友也不想跟我在一起了。"

初次见面，她给我留下的印象是，人长得很好看，但黑黑瘦瘦的，身心收得紧紧的，外面在笑，内在很紧张，睡不好，月经不调。

她在一家知名公司做市场宣传，每天的工作是关心客户的需求和媒体的发布。学中医后，她开始留意自己的吃喝拉撒睡，关注身体、心情的变化，每天打坐，慢慢变成一个有知有觉的人了。

为什么她学了中医之后就不想做市场宣传了？因为这个行业太开散了。开拓市场，就是有条件要开，没条件也要开，没钱也要开。硬开，消耗的是人的精、气、神。

生活方式会影响我们的身心健康，从事的行业也会。这么说可能会打击很多行业，但这是很多临床医师发现的规律。

比如金融行业，尤其是搞风投、股票、融资的，还有做媒体、设计、

IT 的，凡是高压、高速、高风险、无规律作息的行业都是非常消耗的。比如你在中国做美国股票，因为时差得半夜起来工作，还要经常参加两个国家同时开的电话会议，作息是颠倒的。

我们要在生活、工作中，觉知到这些对自己身心的影响。选择对的大方向很重要。吃红豆、绿豆有什么好处，这些细节也有用，但这是碎片知识，需要和你自己的身心健康地图一起看才会有用。学习中医，需要学习一个完整的观念和认知，你理解了，是可以马上有感受、体会，马上可以分析、运用的。

以我知彼

我们每次上课前都会打坐，常常有人说："我人坐在那里，但是不够安静，脑子里有很多杂念。"其实，对于打坐，不是这样看待的。实际情况是：只有在打坐的时候，你才有机会观察到自己脑袋里有多乱，心里有多烦，身体有多不舒服、多紧张。因为平时没有机会留意自己的状态，需要留意外在的东西太多，诸如领导、客户、合同、手机、电脑、贷款等。

我们打坐的时候，观察到的身、心、意的状态，绝大部分是我们平时生活中的基本状态。所以，以后不管是在家里喝豆汁，还是哪天去大饭店吃鲍鱼，重要的不是留意外在的环境，而是自己当下身、心、意的状态。

同样，作为病人，不管是得了感冒还是比较严重的病，重要的不是这个病名和病名背后的可怕投射，而是自己身、心、意的状态。这个状态决定了你是好转向愈，还是恶化加重，也决定了医师有多少空间、时间和资源来帮助你。

通过学中医，希望大家开始去感受自己、观察自己，然后至少知道：

一、吃了什么东西舒服，什么东西不舒服；

二、跟谁在一起舒服，跟谁在一起不舒服；

三、想什么、说什么、做什么会比较安心，或者反之，会睡不着觉、纠结和难过。

一旦对自己身心的运作规律越来越明晰，就知道怎么来调了。**生活中时时刻刻留意观察自己，就可以时时刻刻调整自己**，这是真正的养生。

你会觉察到身、心、意如何和这个环境交感、互换，当有形无形的东西进入你的身心，产生何种结果，你对这个过程会慢慢熟悉、了然于心。

这个时候你再看古书，就会很清楚，因为古代医书讲的就是这个。但如果你没有这些自我明晰的过程，你就看不懂。就像我不会游泳，所以不爱下水。你给我一本高阶的游泳书，我看了也不会懂，因为缺乏对于水的觉受和经验。

学中医要这么去学，不用太迷信书，要多感受自己。这是个循序渐进的过程，慢慢地对自己有感受之后，自然而然就能感受到别人和周遭的变化了。

这个在《黄帝内经》里叫"以我知彼"。

看古书与内在训练

有同学问到选书的问题，我建议看古书，看这门学科源头的经典书。

《黄帝内经》《伤寒论》《温病条辨》《千金方》，金元四大家，还有郑钦安、李东垣的书，这些都很好。

书要看，但如果缺乏静心和细微感受，深入观察的训练，只会用现代人习惯的逻辑概念，想一下子学到这些无形无相、有关能量－信息－精神层面的知识，不容易。

大脑的运作有一个习惯，会选择自己觉得简单、容易吸收的东西，但容易吸收的东西对我们未必有用。所以，最好不要去看白话解、现代文翻译，或者是某人的注解，这都是别人的二手观点。最好看原文，重要的是你如何来理解和体会。

要想提高，最好两条腿走路：看古书与静坐、站桩。后者，古人称之为内在训练。**静坐是学习中医的必修课**，如果你每天都坐，坐3个月、3年，会发现学习有了很大的进展（静坐的方法可以参考南怀瑾老师推荐的"安般法门"，或者马哈希尊者的四念住内观禅修法门）。

我们的"神"像一杯水，"茶叶、灰尘"会慢慢地沉下去，它们虽然还在，但不再成为每天的主题来干扰我们，有时它们还是会翻搅起来，让我们的心神飘动，即使是这样，你仍会觉得比以前更清楚自己的状态。这样学中医会事半功倍。

10多年前，一位法国的学生跟诊学针灸，她有多年的打坐经验，能感受到细微的气的变化。她有一次问我："中医的这些邪气，怎么辨证？那么多的观点和诊断分析方法，到底用哪一种？"我就先给病人扎了一针，然后让她感受。

如果一个气球，你扎它一针，会出现什么情况？漏气。里面原来是热气，就会漏热邪，原来是冷气，就会漏寒邪。这是压差，自然界的物理学原理。

我让这位学生把手放在针上1尺的地方，她感觉到有湿冷的气息黏附在手上，黏黏的，这是寒湿邪气。热邪像是个小风口，往外吹热气。

心安静，感知力精微的学生，对一般的风寒暑湿邪气，用手就能感觉到。其实这是每个人都能做到的，只要你能够静下来。再细微一些，身心再调柔一些，别人的七情——喜、怒、忧、思、悲、恐、惊，你也能当下觉察到。

这个直觉天赋是每个人都有的，只是有的被遮住了部分，有的被完全遮住了。经过训练之后，这些障碍会渐渐化掉，我们的感受会越来越精微。

发明创造与天授神传

人的思想很容易浮动。当我们在等一个人时，或者上课还没开始，大家在等老师时，有几个人能够知道自己的状态？在这种神气容易浮动的时候，有没有可能借此学习一些深入的、细微的东西，比如观察自己和周围的状态。

瑞士针灸无国界组织的前主席、针灸老师雅克爷爷（中文名：仁表），来中国上课的时候告诉我们，人的学习与发展，除了在物质世界外，还有精神的世界，这也是华德福的观点。

他说："通过学习中医和针灸，通过打坐和学习传统文化，我们可以改变我们的身心和思想，扩展我们看世界的角度，让我们的感受精微化，这样才能有一个很好的基础，去学习那些更细微、更深入的东西。"

要认真学中医，如果不训练自己的内心，不设法让自己有安静的能力，那只不过是学了一些文字、理论而已。

鲁道夫·斯坦纳是人智医学和华德福的创立者，他也提到："人类有更高层次的精神发展，也存在有更高层次的知识。"

2005年我去四川甘孜州的佐钦寺，去之前读了繁体版《西藏生死书》。藏传佛教宁玛派大圆满教法的圣地就在那里。佐钦很美，寺院和闭关中心背后是雪山，山上有圣湖。

有位活佛告诉我们，两百年前那里发生过一件真实的事情。寺院里的一位堪布，相当于佛学院教授，平时给人上课，从来不懂医，也不会看病，突然有一天接通了。几年里，每天在帐篷里奋笔疾书，写满一张就扔在地上，他的弟子把这些珍贵的"记录"都收集起来。之后发现，他随手写的，有医书和已经失传的佛经。这就是"伏藏"。

伏藏，东西方的传统里都有类似观点。比如，天使把一些能力或者智慧放在一个东西里，或者岩石、湖水，甚至虚空里，等待机缘成熟，后世的人来接受打开，传下去。

比较有意思的是，这位堪布既不是医生，也不会给人看病，但他写了很多医书。在藏地曾经有过但已经失传的医书，他把它写下来了。

学习古代这些关于灵性的、能量的、无形世界的知识和智慧，和我们在学校里的学习方法是不一样的。

现代人爱讲"发明创造"，古人常说"天授神传"，或者说"传承"。

再讲个故事。西方人刚刚发现新大陆——现在的北美洲的时候，那会儿有很多印第安部落生活在那里，野牛、森林、草原、狼……很多生灵在那里自然生长。随后的100多年，人口从东海岸向西海岸扩展，建农场、修火车、挖金矿，就是现代历史说的"地理大发现""探索、开发、圈地、买卖"。在这个过程中，原住民印第安人的文化和生活，以及自然环境受到很大破坏。

印第安人是如何看待"买卖土地"的呢？"我们在这片土地上生活了几万年，我们熟悉这里的山水、草木、动物和神灵。我们属于这片土地，而不是这片土地属于我们。"他们无法理解把土地占为己有的做法。

按照传统文化的观点，一切已经出现和尚未出现的发明、创造、知识都在一个叫"虚空藏"的地方储存着，所谓"文章本天成，妙手偶得之"。这固然是古人的谦卑，但也是实情。

这个"虚空藏"就像现在的"云储存"，接通需要密码，需要合适的路径。在这一点上，静坐、吃素、修行，是一个调频和接通的过程。

就像调频收音机，你调到什么水平，就会接到什么信息。《黄帝内经》说"必清必静"，"虚静为保"。当我们更清净、更安宁一些，就更容易接通一点。接通了之后，自然会理解。

所以，发明创造属于"智"，是后天学来的。天授神传，属于"慧"，需要打磨自己，成为"法器"，才有可能承接。

第六章
病机与邪正：失常状态人体能量运动规律

病机与邪正进退

三焦是人体能量生成和输布的系统，三焦气的运动称为"气机"。气机运行的基本规律是开与阖。

气机代表的是正常人体能量运动的规律，这是常，是与天地自然的节律相吻合的，白天开，晚上阖；春天开，冬天阖。

健康的小孩子，能量比较高的年轻人，自然能够开得大一些，也阖得回来；同时，因为身体内部能量足，开阖的力量也足够，适应环境变化和转化的能力会强一些，所以容易保持健康。老年人能量偏虚，总体是要阖，转化的能力就下降了，所以从身心状态到社会适应，都会偏弱一些。这是规律。

作为养生保健，每个人不管虚实，如果生活中能够跟上天地间大的开阖节奏，就不会有太大的健康问题。

病机是气机异常运行的状态，这里有一个人体修复或平衡，与致病或失衡之间力量互相调整的关系，我们叫邪正斗争。斗争，就会有胜负进退。

所有的病，不外乎由表入里和由里出表。

由表入里，就是由上焦进入中焦，进入下焦，呈深入且加重的趋势；由里出表，是往外的、减轻的趋势（这里三焦指的是"里、中、外"的层次）。

阶段一	正+++++	邪++++	激烈反应	顺	度	开
阶段二	正+++++	邪++	自然向愈	顺	稳	开
阶段三	正++	邪++	没有反应	逆	助	阖–开
阶段四	正+	邪+++++	生机不足	逆	救	阖

只要神定　中下焦充足　已在自愈中

图五　病势：顺逆以正气为本

这个趋势决定了疾病的痊愈与恶化，也决定了健康与衰老。决定这个趋势的关键不是医生和医疗技术，而是病人身体里面有没有能量，也就是前面讲的气机运动规律——实则开，虚则阖。

正气充足，存于内，才可能开阖适度，邪气自然就留不住。

临证用药的思路

在中医的治疗当中，判清虚实为根本。

病人可能会说很多问题、指标、症状，这里痛，那里胀……一个真正有经验的医生会回应病人："哦，我知道了。"但他不会被这些表面问题带着走，他关注的是：

一、先判断大趋势，病人在自身的恢复期还是恶化期。

二、判清虚实：中焦有没有虚？下焦有没有虚？如果是虚证，直接去攻打病灶和病症，需要兼顾正气，否则，是一个错误的方向。

三、体会、评估、定下治疗策略：怎么把下焦的能量增加一点，中焦多一些气血，然后人体才有足够的能量。

以上考虑的是大方向、策略，制订具体战术的时候，他会估算这些因素：

- 恢复正气。帮助正气从里透到外，达到气机的开阖相对正常，需要几天？多大的剂量？
- 看邪气所在的位置。除了从皮肤表面透邪，是否考虑走大便、小便、月经的渠道。如果邪气靠近上焦或者在皮肤腠理中，让它从里面慢慢透出来；如果邪气在中下焦或者肠胃中，让它从下面通出去。
- 气候和地理。最近是冬天，又下雨，病人住的地方又比较潮湿，行风祛湿的辛温类药量要稍微大一点。
- 体质和心质。如果他是身形比较厚实、沉默寡言、有点郁的，通经活络，行气活血的辛苦温类药剂量就再大一点，吃7天。

要是病人长得清清透透、细细长长的，身形不是很结实，生活很优越，这样的体质，下焦通常会弱一些。处方需要稍微柔和一点，不能攻伐太猛，得有保护中下焦的思路，甘平味的药类可以适当增加，比如甘草、莲子、茯苓。

对于病人年纪比较大的案例，还要考虑更多。如果想用补药来增加中下焦的能量，不是简单放进去就行了，还要考虑人体是否有能力接受和利用，比如是否会"虚不受补"或者"上火"，或者产生其他意外。

人体的三焦，就像一个气球或者丝瓜络。如果是一个"气球有点扁"的虚证，里面有些通道是堵住的，有各种脏东西粘在里面，我们叫"虚滞"或者"虚而淤滞"，那么，你要预先考虑如果用补药给它充气会出现什么情况。

有的病人身体深处血分有淤滞，用了补药后，不能输布运化到全身，内外表里的压力不均匀，临床上会表现为眼部、脑部压力过大、疼痛，甚至急性出血，还有的会出现肿块、疮疡和严重的皮肤黏膜反应。这类情况，在意志刚强、性格偏激又缺乏运动的偏瘦、偏紧的人体上很常见，而且情况挺复杂，需要医生细微的省察体会。

有的淤滞情况没有上面那么严重，但因为长期的运化不利，会在胃肠道、皮肤肌腠之间存有很多寒湿邪气，医生需要预估到这些情况，可以提前跟他说这个药吃了之后，可能大便次数会增加，也有可能拉肚子；或者告诉他，你吃了药之后，皮肤过敏可能会加重，但这不是病情加重，是因为身体增加了能量，三焦正在通行的调整阶段。

告诉病人，这些都是正常的排病反应，不要担心。如果出现这些现象，有两个选择：第一，继续吃药，但要控制饮食，尤其少吃点肉，增加运动、泡脚，帮助把身体通行的渠道打开；第二，如果实在太难受，也可以把药停一停。这些如果能提前交代，病人就会安心很多。

这是传统中医看病的基本思考模式。其实现代的中医，还得看很多病人递过来的西医化验单，帮他们判断吃的中药、西药是否合理，回答家属的质疑，选择合适的、患者听得懂的表达方式……

所以，医生在思考的时候，病人和家属最好不要不停地说话，不要一大堆人围着问他。本来医生静下心来，可以帮病人想到后边七步的，脑子一乱，只能够想到三步甚至一步，搞不好还容易出臭招，那你就亏了。

记住：医生是来帮扶你的正气，来下好"正邪斗争"这盘棋的。

对于病人来说，他只需要观察自己是否在"排病反应"的过程中，是不是基本生命状态转好或者不受影响，比如胃口、睡眠、精神、情绪……如果这些"基本面"受到了严重且不好的影响，那就不是"排病反应"，而是病情加重了。

针灸与心念

上面是临床用药的思维过程，针灸更简单一点。用药是先进入中焦，再进入人体大循环，然后发挥作用。针灸呢，有点像警察站岗。针灸的作用，是调节人体经络的流量。

经络好比交通网络。人体气血的运转是有规矩的，就像城市的道路，有既定方向和规则，到了下班高峰，某个路口堵车了，警察往这儿一站，一指导，汽车自然会顺着指示走。

《黄帝内经》的"留针以置气"，说的是把针放在某处，该处气的流量就会自然变化，与整体相和谐。

补泻不是医生完成的，如果你身体偏虚，一针轻轻扎进去，最终的结果会趋向于补。如果一个杯子已经没有水了，能把水倒出来吗？所有的治疗，都是立足于杯子本来的状态，其次才是医生的意向、目的。

针灸作用的是人体的能量或信息层次，比如当你收到礼物或者给予礼物的时候，无论礼物是什么，它的背后是有心意的，仔细体会，里面投注的情感是有厚薄的。

有的礼物虽然很微小，你收到的时候，会觉得若有所得，好像是补你的。有的礼物看起来挺值钱，但感觉"有形无气"。

所以，活在"有形有象"世界的现代人，如果能体会到"无形有象"和"无形无象"的东西，学中医就容易了。

学习针灸，除了需要学习经络、穴位这些具体的知识外，重点是培养感受和调整无形神气（能量或信息）的能力。

如同想象给朋友一朵莲花，非常清晰地想象，这是一种能力。很多时候，在想表达一个善意的时候，我们会有很多阻碍或者犹豫，"我傻不傻呀？他会不会当我是神经病啊？"这就是障碍。

还有遇到某个有趣的场景，当下那个势、那个机，你觉得好笑就笑，或者感兴趣把它拍下来，但是，这事过去三天了，大势已去，你还思前想后的，就很干瘪无气了。这类犹豫的、思路不清的人，学习针灸会比较困难。

《黄帝内经》里讲针灸，说当刺之时是"间不容瞬"的。当你决定扎的时候其实是一瞬间的事情；《灵枢》第一篇《九针十二原》说"小针之要，易陈而难入"。这东西说容易，但不容易深入。

后面讲"空中之机，清静而微"。针刺的时候，有训练的、敏锐的医生能体会到细微的神与气的变化。这种感觉"其来不可逢，其往不可追"。那个"清静而微"的出现，不是守株待兔，是医生和病人与当时的时间、空间一起感应出来的一个东西。

就像今天上课，我们讨论到的所有内容，是我们大家一起创造的，这就是因缘和合。有可见的、可想的，还有不可言语的，或者想都还没想到但与此刻的我们有关的。

我们生活中所有的瞬间，所有事情的生灭浮沉，都是因缘和合，是所有的力量一起出来的结果。

慢性鼻炎的诊断思路

每个人都会希望生活能够不要那么累，做事顺利一点，有一点空闲的时间，还有足够的收入维持正常的生活。

要达到这个目标，能不能先从习惯性地只关注自己的目标、想法的状态中往后退一步？从习惯性地用力达到目标的习惯中往后退一步？

如果一群人兴奋地开会，每个人在别人发言的时候，没有能力去倾听，了解别人的想法和需求，而是被自己的情绪、意图、各种想法牢牢地控制在自己思维的小漩涡里，这样的会议只是一个人的表演。人很多，但其实没有观众，更不要说大家讨论出一个对彼此都有利的合理方案了。

我们很多人的人生都是这样，不抬头看一下大家需要什么，对大家有利的是什么，只顾闷头玩自己的，只顾做自己认为很好、很赚钱的"事业"，所以很辛苦，也没有期望中的回报。

有没有可能往后退一步，定神看一下，此刻"势"是什么？我有什么？何时有合适的"机"切入？"度"是什么？何时"开"？何时"阖"？我们要睁开眼睛，学这个东西。

如果你在生活中慢慢有这种体会，学中医就真的是笼中捉鸡。

听众：我每年八九月份过敏性鼻炎最严重，有生不如死的感觉，眼睛、头部、耳朵痒，晚上睡不着觉，我的上、中、下焦哪里出了问题？

李辛：多大年纪？

听众：37岁。

李辛：现在是在发作状态吗？

听众：是，正在慢慢减轻。

李辛：你能站起来让大家看看吗？这是望诊。你能把胳膊露出来，让大家看看手臂吗？能看出很多东西。

（听众讨论中……）

望诊，第一是看气色。色容易看，气怎么看？看有没有光彩。没有光彩，脸色暗沉，说明神气不足，在虚症和慢性病，就是难治的。气还分清澈和浑浊。浑浊说明身心不够干净，积压的东西多。

第二，看面部和身形是不是饱满。胖瘦没有关系，瘦人也有饱满的，就怕瘦人是瘪或者是干枯的，胖人是虚肿的。饱满和光华代表有没有神气。这个部分，中医和看相有相通之处。要注意饱满不是壅滞，光泽不是浮在表面的油光。然后才是看颜色。

我们可以日常就练习望诊，在公交车上看，走路也可以观察。我就是这样学习的，再看古代望诊的书，从观察中找到规律。

从她的脸来看，光华是不足的，偏暗，但以 37 岁的年龄来说还不算太差。在整个脸当中，鼻子有些黑，说明脾胃寒，消化功能不佳，肌肉的充实度也不是很足，这都显示出"虚象"。

（该听众有些兴奋地回应：是的是的。）

不要那么激动，这也是一个训练，不要那么容易就兴奋起来。激动、兴奋是一种浮动的状态，会把你带离需要的专注。

传统的训练跟流行文化的差别是很大的，比如看歌舞晚会和综艺节目，它的目的就是希望你激动、感动、忘我、迷失。这是两个不同的方向。

我们接着看，脾主肌肉，肌肉不够饱满，说明中焦是不足的，再加上鼻子发黑，说明中焦偏虚寒。

为了避免望诊的主观，我们需要再问一下：你能不能吃冷东西？

听众：不能，从来不吃冰激凌。

李辛：这是中焦虚寒的证据，证实了望诊的推测。诊断的过程，就是医生先望诊，心里有个整体的感受，然后再问，是确认。中医的思维过程是可以非常逻辑的，我们每一个诊断都应该清晰，有证据。

我们接着往下问，比如，你平时容易出汗还是没汗？

听众：平时不太出汗，运动的时候有一点。

李辛：皮肤会不会干？

听众：会干。

李辛：冬天的时候手脚冷不冷，或者在一般人手脚不冷的时候，你的手脚冷不冷？

听众：会冷。

李辛：这些问题也是"虚证"的证据。手脚冷代表中焦、下焦能量不足，或者神气紧滞，气不能通达于四末。皮肤干，汗少，证明表气或者上焦气不足，也可能是中焦或者下焦不足。

我们再问，会有拉肚子或者便秘的问题吗？

听众：有便秘。

李辛：几天一次？

听众：平时周末在家很正常，一紧张就便秘，大约3天1次。

李辛：一般便秘超过3天的话，虚的程度比较严重，再次肯定了中焦虚。你便秘多少年了？

听众：我只要节奏一紧张就这样。

李辛：一般来说，如果便秘多年，还要考虑下焦虚，但这是一个假设，我们可以继续寻找证据：你会有尿频吗？

听众：有。

李辛：晚上有几次呢？

听众：至少两次。

李辛：这是下焦虚的明显证据。我们还可以再找新证据：你会有腰痛吗？

听众：有。

李辛：两条腿站久了会没力气或者会发麻吗？

听众：打坐时会这样。

李辛：这些都是在进一步地论证，现在可以确认：她的下焦是虚的。因为是女生，我们还需要问，月经量少或者有痛经吗？

听众：没有。

李辛：这个说明血分的部分是通的。请注意，我并没有把问诊的重心放在问她关于鼻炎的具体问题，因为这只是一个症状。**辨证是把一个局部的症状，纳入整体的气机来判断。**

现在我们知道：她属于中焦虚寒，下焦也有点虚，她的鼻炎是在这个基础体质上的鼻炎。

因为中焦、下焦的能量不足，不能输布到上面，所以鼻子这部分处于能量瘀滞状态，可能只运行了30%。她的中焦、下焦可能只有正常情况的60%~70%，她的气机格局就是这样的。

听众：为什么我每年八九月份严重发作，其他季节都没有，这两年是最严重的。

李辛：我先问你几个问题，你睡眠踏实吗？

听众：我睡得还算踏实，就是爱做梦。

李辛：这是可以看出来的，为什么呢？你们看她的体形、神色，是属于比较轻灵的还是比较厚重的？

其他听众：轻灵的。

李辛：对。一般来讲，轻灵的体型，神气也容易敏感，容易被扰动，加上中、下焦又不足，就像一艘船，压舱物也不扎实，所以更容易飘动。

你除了鼻炎以外，有没有皮肤过敏这些问题？

听众：没有。

李辛：这个问题主要是评估体内邪气的量、压力，以及除了鼻部有无其他的排邪通道。

鼻炎，其实是她的一个排病通道，一个病灶，气机在那里停滞了，不能好好流通。她上焦、中焦封闭（汗少、手脚冷、便秘），长期下来，身体里会积攒脏东西。平时汗不多，上焦有些瘀滞，鼻子成了排邪的固定通道。

你鼻炎的症状是打喷嚏多，还是流鼻水多？

听众：都有。不能到草地里去干活，不能闻葱蒜味，也不能扫地，因为灰尘会引起过敏。

李辛：大家想象这是一种什么状态？这个状态，有没有像杯子里的水装得很满了，稍微晃一下，就会溢出来？

这说明她的正气虽然虚，是不足的，但因为还有表气和中焦的淤滞，身体里的压力不小。容易激动的个性、敏感的神质，使得气机常常升浮在上，所以稍有外部环境的不适宜，就会引发过敏症状。

你平时会有泡脚的习惯吗？有没有跑步或者散步的习惯？

听众：偶尔。

李辛：这也说明"开"的渠道不够，体表和体内积累的淤滞就容易停留。这样的体质，需要温和地打开。为什么立秋之后的两个月会加重呢？因为秋冬是天地之气往回收阖的时候，相应的人体三焦气球里，能量会多一点。

你身体的气球气不足，几个层面也不够通畅，精神又容易升浮在外，相当于杯子的容量只开放了上半部分，下半部分都没有打开。所以到了秋天，身体顺应天地之气，得到更多的能量，但是你却装不下，也利用不了。

也就是容量有限，渠道不通，三焦运转低下。有个词叫"开阖不利"，就像这扇门，想开也不能开到最大，想关也关不严。

所有的慢性病都是"开阖不利"。

精神不要离开身体太远

中医常常讲"调神"。

很多人觉得调神很玄。为什么呢？

我们的认知过程中，思维用的原料（感受与概念），表达用的语境、知识体系、模式是现代版的，偏重文字、概念和理论、分科。但是，因为现代人缺乏对无形的神、气的感受与经验，教育过程中也没有接触过这个领域的概念，所以，让现代人面对既未感受过也未接触过这类传统医学的概念的时候，自然是有困难的。

一些谦虚谨慎、心胸开放的学者会一边存疑，一边学习，并且小心地求证。这个求证过程不仅仅是知识的学习、概念的澄清、理论体系的对比与重建，更重要的是在自己的身心感受和外在环境、人、事物的交接互动中，真实地体会到传统文化、传统医学的实质与现实世界的契合。

而习惯立足于已知去对待世界的大脑，往往盲目反对，这也显得僵化而封闭。

从心理学来说，对于无法理解的事物，通常人都会心存恐惧。很多时候，反对是一种有一定保护作用的条件反射，反对程度越高，说明内心的恐惧和心智的固化程度越强。

传统与现代，有着不同的思维程序。一个只装了 excel 的脑袋碰到一个只装了 word 的脑袋的时候，彼此都会觉得对方很玄，而且他们可能会立场统一地怀疑 photoshop 先生的世界观，认为他有幻视，需要吃药。也可能走到另一个极端，崇拜得不得了。

关于调神，再换个说法，大脑是人体生命活动调节的中枢，现代研究认为，人的下丘脑下方是垂体腺，它是人体所有内分泌腺，包括胸腺、肾上腺、性腺的控制中枢，大脑控制人体内分泌系统、神经系统、免疫系统。所以，假如一个人的精神心理状态比较稳定，他的肉体功能也会相对和谐一点。这是近 20 年来现代医学的研究进展，叫做"精神—神经—内分泌—免疫"调节轴。

这个说法听起来好懂一些吗？其实大部分人并不知道这些术语表达的是什么意思，不过觉得挺科学的就接受了。

对于中医，现在大家比较关注一些具体的治病方法。但《黄帝内经》认为，**治病是失常严重而不得不做的事，养生才是大道。**

养生的方法很多，从形气到精神，不同层次。首先是养神。有句话叫作"精神内守"，"形与神俱"也是一个意思，即精神不要离开身体太远。

传说印第安人有个风俗，走得太快会停一停，白人就问他，为什么要停下来？印第安人回答："走得太快了，我的灵魂跟不上。"

这类认识在《黄帝内经》里面是非常多的。被思想拖着的肉体走得太快，或是想得太远，就容易"魂飞魄散"，因而"形骸独居"，就离行尸走肉不远了。

"精神内守，病安从来"。就像一个房间里，主人在家，小偷就不敢进来。

精神内守的时候，人就像不漏气的气球，三焦会运转得很好。如果你总是有很多远大的发展计划，一直在思考，想得很遥远，心到处跑，而不在自己这里，晚上也不好好睡觉，那就是"开而不阖"的状态。如果一直处在这种状态，就会亏空。

《黄帝内经》对养生和养神还有一个更高的要求——"恬淡虚无"，接近道家、佛家成就者的状态。"恬"是安静、安然的意思，带着放松的、微微的甜美。而电视剧里常见的大喜大悲是相对偏执、失中、失守的状态，不是一个平常的中和状态。

这个"恬"如果换成"甜"，即"甘"的意思，中药有一个原则叫做"甘以缓之"，意思是所有的药，只要是甜的，比如甘草，就能让人的精神、身体的运转，包括人看待问题的方式及态度柔和、缓和起来。

现在很多病，源自缺乏"缓"，比如神经衰弱、焦虑症、躁郁综合征等，都是这个时代所常见的，其实是大家陷入了一种太快、太急了的精神心理生活状态。

太急了，神就飘在外面，气机也浮动不定，既紧且乱，生理功能也就跟着失调了。所以中医认为一切病开始先是神病，然后是气病，再到血病，最后才到什么？形病。

"淡"是什么意思呢？"不那么在意，无可无不可，都可以。"于是就有了很大的空间，这样也可以，那样也可以；而不是有所期待，执着于目标，也没有想要控制局面。这个状态，年纪大一点，经历多且还能"精神内守"的人容易做到。

所求所想的少一点，有为的习性轻一点。佛法常说"自净其意"，儒家讲"思无邪"，道家说"为道日损"，都在讲要简单一些、朴素一些。

简单、朴素了，神容易安下来，因为不折腾了。"狂心稍歇"，神就容易清净。故宫有乾清宫，"乾"就是天，天对应神、气，地对应肉体。《黄帝内经·生气通天论》里面说："苍天之气，清静则志意治，顺之则阳气固，虽有贼邪，弗能害也。"清净的时候，你的精神志意就相对稳定调和，阳气阖得住，邪气就不容易伤害你。

"故圣人传精神，服天气而通神明。失之则内闭九窍，外壅肌肉，卫气解散，此谓自伤，气之削也"，这里是讲精神失于专注稳定的后果，此谓自伤，会消耗我们的生命力。

壮士在文明社会

关于形、气、神的望诊，在平时生活中就可以观察学习，《黄帝内经·灵枢·根结篇》描述了不同类型的体质。人有"骨节之大小，肉之坚脆，皮之厚薄，血之清浊，气之滑涩，脉之长短，血之多少……"。还谈到布衣匹夫之士和王公大人的不同，后者往往"身体柔脆，肌肉软弱"，不能耐受太强烈的治疗。我们现代城市里很多人的体质、心质都柔弱无力，体魄、心志不足，生活、学习、事业就会辛苦些。

简单来讲，"形"有轻重与厚薄，气有虚实开阖，神有定散、敏钝、清浊。

比如张飞、樊哙体形厚重，他们的气是什么样的呢？作为武将，大多是厚重偏实的。以他们应对危难的自如和灵活来看，神是相对定且敏的。

想象一下萧何。萧何的神肯定也是定和敏，更是清晰的。他的形气呢？跟武将相比可能稍微薄一点。

林黛玉，她的神很敏感，但很弱，而且不定，所以才会被细小的事物扰动，看到花落就触景生情。现在很多人还追求这个调调。这里有种美，但是病态的美，是生命力不足的表现。林黛玉的形气肯定是不足的。

还可以从传统的相学上来学习体会中医的望诊。相书上讲：形气神偏厚且定的人主富，有钱、有资产、有资源；形气偏清，尤其是神气偏清透干净且定的人，主贵。一般来说，出家人的神气也是偏清的，因为不入世；有风骨的文人、艺术家也有清逸之气，因为与自然交流得多些；清官，因为洁身自好，有清正之气。神清一点，身体也就干净些，邪气少，即使邪气进来也不容易留下。

厚的人宽容一点，能容，能化。神气清是好事，如果太瘦、太虚，容易孤僻或者挑剔，容化的力量不足。各有长短，要取长补短。

从临床来说，厚重的人吃素淡一些比较好，因为厚重容易存东西，留邪气。现在问题来了：体质或神质偏厚重的人，气的运行是偏开还是偏阖？

听众们：阖。

李辛：对，他们容易阖，所以容易收聚东西。这个趋势就决定了他们未来容易发生的问题。

比方说张飞或者李逵那种体质的人，画里都是膀大腰圆的，喜欢吃肉、喝酒，他们的三焦是一个大锅炉，需要的水和煤很多，火力大、功率大，压力也大。他们要是活到50岁以后，比较容易得什么病？堆积的病。

听众：脂肪肝。

李辛：对。还有比如高血糖、高尿酸，如果脾气暴一点又不爱运动，容易得高血压。

这样的人气壮如牛，如果在古代去打仗，要背几十斤的兵器，戎马生涯能够化解掉内在的压力和堆积的力量。现代很多三高的人如果活在古代会健康很多。

我刚到北京生活的时候，买菜碰到个卖猪肉的北方男人，像古代的樊哙，夏天上半身裸露着，胸肌发达，都是毛，一身汗。我说来两斤肉，他很不屑地看看我，两斤？北方人一般都买五斤、八斤炖一锅。

我说，人少，吃不了那么多。他说，好吧。手起刀落剁下一块，一称还就是两斤。

这在古代都是壮士，在文明社会是很憋屈的。哪怕以后他有钱了，喝拉菲、开宝马，跟很多小心翼翼的文明人周旋，那个雄壮的生命力还是没去处。

现在这个时代的城市生活，人们头脑用得多，身体用得少，坐得多，动得少，社会要求循规蹈矩。但很多人的内在是有像武将一样的生命力的，所以很多能量就没有去处。

城市里有香道、茶道、书画兴趣班、参禅打坐等活动，但是静的多，动的少，需要坐下慢慢练的多，痛痛快快出汗的少。中国传统文化不只有文雅的一面，也重视勇猛精进、浩然蓬勃、自强不息的生命力。

虽然书画、茶道也是表达生命的一种通道，但还不够，我常常推荐人去学武术，比如咏春拳、八卦掌、形意拳。这类把力量发出去的"阳性"活动适合厚实的人群，以及身心内部有能量但没合适通道的人群。慢跑、徒步也可以。

生命力需要通过合适的方式达到开阖得当。开得出来，收得回去，得到一个"中和"的自然状态，不能瘀在里边。

自我康复的五种方法

病是一直都存在的。病名、症状、位置、程度会变来变去，一会儿隐藏，一会儿显现。它实际上基于我们的体质、心质，以及我们以什么样的方式在跟这个世界交流。

身体这个小宇宙始终受着天地大宇宙的运行变化，以及我们选择的生活、饮食作息、所思所想、行为举止等因素的影响。

体质有先天的部分，根据"五运六气学说"可以推算出来。我们出生的时间像一组密码，或者说天地这个大工厂的出厂编号每年有不同批次，甚至每个月、每天、每个时辰都有不同。

体质除了先天的部分外，还有后天的部分。身体像一辆汽车，神就像开车的主人，怎么使用、保养、维修也很重要，几年、几十年下来就形成了不同的后天体质。

比如一个天生瘦弱的人，如果没有用持续合理的运动强化肌肉，也没有机会去野外露营、徒步，又没有结交喜欢运动、阳气足的朋友，那么他瘦弱的格局就容易定下来。到中老年以后会有什么问题？虚，神经衰弱、胸闷气短、心慌，走几步就喘，没力气、肌肉酸痛、关节酸痛。再老一点，就会记忆力、听力严重下降，看东西不清楚，等等。

能量不够、身体虚弱的人，往往习惯于以"虚"的心态和"回避退缩"的方式跟社会交流。相应的，外界也会以对待"虚弱者"的方式来回应他，这在心理学叫"镜像效应"。虚弱相的人，容易安于固化，不易改变，这个要注意。

能量不够的人容易经常处在自我保护、吃药看病、过度养生保健的状态，但这个习惯会让他越来越弱、越来越病。

如何判断病好不好治？作为医生，病人一进来，先看他的神定不定。如果有家属陪着一起进来，家属的神定不定也很说明问题。如果病人和家属神都很定，很舒缓，不管什么病都好治。

因为神定，气机就是稳定的；神舒缓安定，气机就是和缓柔软的，人体的顺应性会比较好。

唐代大医家孙思邈说，凡是得了病的，第一，应该先把神定下来，收一收神气。那些没必要的事情，伤心伤神的事情先断掉，躲一躲，避一避。第二是导引。像太极、站桩、八段锦、八部金刚、易筋经、瑜伽，或者走路、跑步、运动都属于这一类，帮助"形与神俱，气血畅达"。第三，调饮食。这是调中气，吃合适的很重要。第四，按摩。第五，针灸。

如果以上方法都不行，再吃药。这是古代大医建议的最后一步。

所以，当你有不舒服，不要急急忙忙去吃药或上网胡乱搜索，给自己扣帽子。当你这样做的时候，你的神非但没有安静地在自己的身体里有序地巡逻和修复，而是跑到外面去，更消耗了。

有问题的时候，先定一定神，想想最近有什么原因影响到自己的身心。是吃的不对？遇到了哪些事情？心情不好？睡得太晚？太忙，忘了自己？缺乏运动？……先反省一下，只要不是太急太重的病，先调整生活方式，通常很快就会恢复，而且每一次都能提高对自己健康认知的全面度。

昨天有位老师肚子痛，请我给他做针灸。我问他觉得是什么原因，他说，我觉得是受寒了，而且吃的食物不对。他很清楚，这样的病人是好治的病人。

如果来一个病人，他说"啊……我痛死啦，大夫，怎么回事啊？是不是中毒了呀？是不是吃坏了呀？"胡乱问一堆问题——神已经不定了。

治疗，是医生帮助新病人自有的正气、人体本身的调适能力发挥作用，消除障碍，回到平衡。这个过程中，医生跟病人是一起合作的伙伴关系。如果病人神一乱，后面的治疗就不太容易顺利进行，医生会很难做。医生常有"我本将心向明月，奈何明月照沟渠"的感觉。

万病一法

有同学问昨天慢性鼻炎病例的解决方案。我们先回忆一下：她下焦稍有点虚，中焦虚寒，表气封闭。

下面右图是气机的输布图，为了便于讲解，左图是有形有相的身形图，这两个图其实是一个东西。

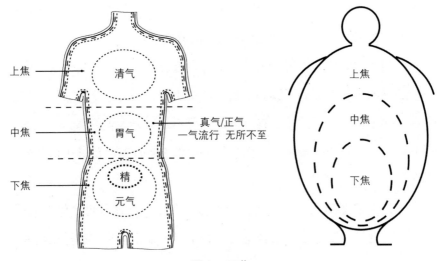

图六　三焦

下焦、中焦不足，属于虚证。虚的时候，气机的自然运动规律是什么？"虚则阖，实则开。""阖"就是收缩。这个人的气机有点像一个瘪掉的气球。在中医来看，鼻子这个地方出问题，是因为能量不够，瘪掉的气机无法给鼻子流畅地供能，这是基本原因。

第二，人体生命活动的运转水平低，就会有多余的痰湿风寒停留。

身体气机的运转，现代医学叫代谢，中医叫气化。气化就是在人体内部进行的能量、信息、物质的转化，也包括了能量的流通和内外的交换。

比如吃一块牛排，经过人体中焦转化变成中气；听一首交响乐，帮助神气得到很好的"舒展运动"；到森林去，清气得到补充；适度的晒太阳，补充阳气，帮助身体的气血更好运行……

要改善鼻炎，怎么来做？很简单，下焦、中焦需要加强，加强以后，人体会有更多的气，气自然就会扩散充盈到全身，瘪掉的气球会充实起来，鼻子这个部分重新得到濡养；同时，原来封闭的通道和受限的功能会提升，气化更充分，身体里废料会少一点，体内的压力会小一点，鼻炎的各种症状，比如鼻子痒、喷嚏、鼻塞、流鼻涕就会消除。

气机饱满、流通了，毛孔会打开，她就会有正常的出汗，然后，手脚也会温热。

我们想象一下，如果一个城市的弄堂都封闭了，人就只能走大马路。人体的鼻子就是经络大马路的一个开口，原来身体内部的压力、垃圾无法从"小弄堂"分散运出去，只能从鼻子出来。等全身的大小气脉都饱满、畅通后，就可以从全身体表和四肢末梢出来，内部压力小了，通道多了，气血循环和修复能力高了，她的鼻炎自然就好了。

这是中医治疗鼻炎、皮肤病，或者慢性咳嗽、老年风湿等虚实夹杂问题的基本思路。其实，所有的病都是这一个思路，传统叫做"万病一法"。

很久以前，我曾经得过3个月左右的严重鼻炎，每天早上起来就打喷嚏、流鼻水，跟刚才分析的案例类似。我妈那时给我下诊断：完了，你这是过敏性鼻炎，电视里专家说要吃很长时间的药控制，治不好的。你床上一定有很多螨虫，要杀掉……

不能治好吗？可以治好。怎么治呢？

先分析病因。那段时间，我在一家中医机构负责跟海外某大学的一个中药研究项目合作，连带着中药产业化的分项目。因为当时公司的情况有点糟糕，我们都期望能够借助这两个项目让公司好转过来。年轻没经验，不知道自己能力有限，也不明白时势不对，以为努力就能成功。然后，没有成功。

没有成功，在《黄帝内经》里叫什么？失志。这是生病的一个很重要的原因。失志，就是让你精神专注的目标消失了，原本希望达成，持续投入神气的事情落空了。

失志之后的表现呢？各人不同，应该每个人都体验过。我那会儿是每天玩游戏"命令与征服"（Command & Conquer）到半夜两点，第二天还要上班。这么一个状态持续一个多月，也不运动。损耗精神气血，消耗下焦。

当时吃东西也随便，常常晚上吃一锅羊蝎子，再来瓶冰啤酒。本来神气涣散，下焦已经不足了，整个身体缺乏运动，导致气机运转也不利，又吃冰啤酒、羊肉，导致中焦运化更加不利。身体里有很多湿浊、湿热都化不开，体内压力和垃圾的一部分就只能通过鼻孔排出来。

我妈的说法虽然不是正解，对我也是个警醒。我跟她说："我治给你看。"

我把游戏戒掉，每天晚上都出去站桩、走路，早上起来跑步、打拳。一个月就好了，没有吃任何药。

就像孙思邈说的，重要的是调整精神、生活方式、饮食、运动。

中医，不要求人有那么多面面俱到的限制和忌口，要掌握重点，生活和身心要有广阔的空间。要注意的是，各人的体质、心质不同，每个人在康复的每个阶段都有不同的重点。留意在这个阶段必须要做的事情和必须不能做的事情。

当时我的情况，必须要做的是早睡觉，不耗精神；跑步，增加开的力量；不吃那些消化不了的、损害中气的东西。这三样是重点。

中医需要人有判断"势"的能力，不然会被症状牵着走，把人体所有的反应、症状、不舒服，都看成是需要消除和对抗的。

我们要去看一个病和症状背后人体气血的消长，重点是看精、气、神的消长，而不是症状的变化。同样是症状复发，有的是因为能量下降，体质下降，病进而正退，这个是需要处理的；有的是因为季节、环境、认知、心情、生活的变化，使得能量提升，正气进，而发生邪正斗争，出现了积极的排病反应，虽然症状可能更严重，但是这是一件好事情。

这个判断能力，是我们需要留意和培养的。我们叫做"标与本"，千变万化的症状和病名是标，是表面现象；背后的决定因素是本，正气，精、气、神。

慢性病调治的原则

每年秋冬和开春的时候，老慢支、过敏、风湿、鼻炎等各种慢性病多发，但大部分人不去寻找背后的原因，只是想"我的慢性病又复发了"。

很多慢性病的复发，是人体因为各种内外的原因。能量高了，人体就自动开始排除体内原本相对静止的、积压的邪气了，这里面，风寒湿毒、痰食瘀血是最常见的。

在没有"复发"之前，这些邪气其实也在体内的不同部位和层次停留，只是因为人体没有足够能量，所以没能力来发生邪正斗争。双方相安无事，看起来很好而已。

当病人和医生都不加辨析地认为"复发"是件坏事的时候，会出现什么情况？当然是想赶紧把它去掉，但实际的做法却多半是把它掩盖住、压制住。

比如治疗发烧、感冒、鼻炎、皮肤病、过敏等有热症的病，如果没有整体思维的中医治法，可能会用一些类似清热解毒药把它压住；没有整体思维的西医治法呢，用抗生素、输液、激素把它压住。所谓的"治好"，其实是暂时压住、掩盖症状而已。更麻烦的是，这种治疗把人体气血上升，有机会排病修复的"势"打断，"机"毁掉了，这样的治疗思路在传统中医里叫做"逆"。

这种情况，在心理学也比较多见，有的家庭，家人之间一直相敬如宾，从不吵架。有两种可能，第一，高智慧、真修养；第二，可能是掩盖矛盾。

生病、吵架，这种看似不好的爆发，背后也可能是个体能量的提升、心智的发展、自我的觉醒、沟通的必须深入，人整个的身心能量在提升、改变、突破。

我们要静下来，才认得出。

如果确实属于能量提升引起的正向邪正斗争，这里有几个大原则供大家参考：

第一，在总体思路上，要"顺其势"。比如说，一个鼻炎病人，每年三四月都会加重，这个时候是春天，人体顺应天地，是在开的状态，正在把邪气往外排。如果病人不是很虚，精神、饮食、睡眠、体力还不错，我们要顺应这个方向，大方向应该是什么？开，帮助排邪。尽量少用抗过敏药，或者控制表面症状的中药。

第二，"利其行"。顺势而开的时候，假设他正在感冒咳嗽，我们判断他下焦、中焦都不虚，那仍然属于人体的排病反应。如果表气尚未开通，需要发汗，那我们就轻轻推一把，帮助这个排病反应，这就叫利其行。生活上，可以增加一点运动量，泡脚、走路、打太极，也都属于利其行。但是在这种情况下增加运动量，要掌握一个"度"，不要让自己感到体质和精神有衰弱的感觉。

再比如，有的人吃了脏东西，自己能量很足，就以拉肚子的方式排邪。这种腹泻是人体在自愈过程中的排邪反应，不能单纯止泻，也不能往上发表，把本来离后门更近的邪气滞留在三焦内，不让它往下走。

第三，"握其度"。要根据这个人的体质虚实、生活状态和季节，调配合适的力量来顺势利行。

第四，"固其本"。通过早一点睡觉，适当的艾灸、站桩、打坐来帮助阖固下焦。吃合适的食物，不吃凉东西来加强中焦。

每个来求医的人，身体在先天体质的基础上，经过几十年的使用和各种疾病的侵蚀，会有一个基本固定的格局。治疗的当下，医生需要意识到，**每个生命像一条河流，健康与疾病像股票曲线一样在这个已有的版图里上下交织着前进。**

医生通过交流，通过针、药来帮助病人；病人通过提高对自己和生活的认知，改变生活方式来帮助自己。这一切都是帮助病人从旧有格局里出来，进入更高、更完善的气机格局。一段时间后，生命的运转自然会把这个病化掉。

以上四个原则，是各种慢性病调治的基本思路，也是"万病一法"的思路。很多人都不信，会问"真的吗""皮肤病真的就这么好了吗""过敏性鼻炎真的能治好吗"。如果你真的理解这些原则，改变自己，真的能在日常生活里有意识地做到，就能好。

以上四个原则，我们再总结一下："守中央，通四方。"把中焦、下焦的能量增强，帮助通往四面八方。

"通四方"有几个具体指征：第一，皮肤出汗正常，代表内气能够布散到表面；第二，大便通畅，代表中焦气能够流通；第三，小便顺畅，代表下焦气能够流通；第四，女性月经正常，说明血分流通正常；第五，四肢末梢温暖，中医叫"四末"；第六，情绪表达、人际交流通达无碍，说明神气畅达，这条非常重要。

第七章
经络与穴位：能量解剖学

物质化的迷途

学针灸的时候，前辈都讲："宁失其穴，勿失其经。"这个经是人体的十二条经络，相当于北京的一号线、二号线，或者二环、三环，是主要的交通干线。穴位是什么呢？是每一个站点，是人群出入的地方。

经络系统是人体的能量传输系统。穴位是这个传输系统主干线上的一些中转站，有大站，有小站。

《黄帝内经·灵枢·九针十二原第一》提到人体有365节，节就是穴位。人体有365个穴位，和一年的天数相应。还提到"所言节者，神气之所游行出入也"。现在做研究针灸工作的学者，如果能尊重和理解这句话，可以给国家节省很多科研经费，也能节省自己和学生很多宝贵时间。因为，很多关于经络和穴位的研究，方向是有问题的。

从20世纪60年代开始，针灸在全世界受到关注和研究，研究者一直希望找到针灸和穴位的物质基础。在物质层面找，一开始从解剖、神经来找，后来从细胞水平、细胞内外化学—生物信号方面探索，再后来与时俱进，从分子生物学、基因水平研究。但《灵枢》说得很清楚，"神气之所游行出入也"。我们的先贤怕后代不明白，后面还加了一句："非皮肉筋骨也"。

十二经络，是十二条线路。人体的手外侧和脚外侧各有三条线，所谓外侧为阳，所以阳经有六条。内侧的阴经也各有六条，所以一共有十二条。还有奇经八脉，八条特殊的经脉。

我们回到三焦（下焦、中焦、上焦）。前面讲过，下焦元气和中焦中气是人的能量中心，三焦的气机运动规律是"开与阖"。这个开阖运动像大海的涨潮与退潮，是整体的运动，内外同步，表里如一。那现在说的十二经脉、奇经八脉，它们之间有矛盾吗？没有。为什么呢？

经络学说是古人给我们学习的方便法。

我们说过，中医所研究的是能量和信息水平的人体、生命与世界。这个层面，超越我们熟悉的、对待物质世界的二元论，是一元论的。心就是身，身就是心；内就是外，外就是内。一就是一切，所谓"一气流行"。在中医看来，**一切物质层面的病痛与症状，都是能量和信息层面没有调和的结果。**

刚开始学习经络时，我们都接受了这样的观点：人体的气是沿着这些线路走的，因为教科书上是这么写的。后来给自己扎针，比如扎足三里，发现气不只沿着胃经走，有时直接就跳到内侧的阴经去了。

尤其对于那些敏感的人，哪怕只扎上一针，就像一块石头扔进一个池塘，涟漪（气）就布散开来，完全超越这些具体的点、线、面，也就是超越了经络穴位的固定路线。人体的经络实际很像丝瓜络，到处都充满着细微的通道。

因为老师的指点，我从大学开始打坐、站桩，身心比较敏感，再和有内证体悟的医生、道士，以及有长期静坐、太极功底的老师交流，大家都有类似的体会和认识。

初学中医的时候，大家对于中医理论内的脏腑、经脉，都是从有形有象的物质身体来理解的。所以有这些线路，有这些脏腑器官，像我们的城市，条、块分割很清晰。这是事实，我们的肉体也是这样的物质存在。

但是，除了这些物质性的部分，还有能量水平的人体与物质水平的人体同步存在、共同作用。在古代中医的眼中，这个能量体如果处在完美的健康状态中，是既没有内外，也没有上下的，就是一团生气，像一个太极球。

但我们平常人的这团生命之气，还是有内外、表里、上下的差别，有厚薄、明暗、松紧，有通畅与阻塞。越是严重的病，越是失常的人体，这团生气就越稀薄，越不均匀。

古人为什么用一个太极球来描述太极的状态呢？想象一下，悬在虚空中，没有坐标原点，阴与阳像两条鱼，在那里转。

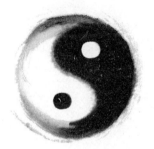

图七　太极阴阳鱼

一切都在变化当中。一件看起来好或者不好的事情，可能只是下一阶段变化的信号。这个细微的部分，这种观察事物发展规律的能力，需要大家通过打坐和站桩来体会，有体验就自然理解了。

佛经里面常常用"实相"这个词，它超越主观与客观。大家有没有想过，我们所熟知的客观，会不会只是有限的五官知觉，加上受限的思维、经验、程序化的推理结果呢？

"实相"是万物本来的面貌——如是。

水是什么味道，你得自己来尝。

虚己的功夫

传统中医有两套入手的途径。这几天讲理论，关于三焦、开阖、八纲、问诊、辨证，这些都是逻辑思维过程，用来帮助大家理解，也为了便于表述的一套工具。

如果只是字面理解、逻辑上接受，用来考试过关是可以的。但最终你能不能在面前的每一个具体的、活生生的人身上体会到这些概念的实相？

还记不记得第一节课说的"人如何去体会一只豹子"，不能以管窥豹，而要变成这个豹子。

中国文化里"虚己"的功夫，讲的就是如何变成那只豹子。打坐，志意虚下来，在面对病人的那一刻，忘掉所有的已知、概念、经验。

把脉时，《黄帝内经·脉要精微论》说"持脉有道，虚静为保"。能不能感受到一个人的内心状态，最近或者当下的情绪，平时的情感—思维—行为模式？能不能直接体会到他身体里的风寒、暑湿、燥火？分布在什么层次？下焦是虚是实？中焦是否淤积？他的生活是否混乱失控？这是需要医者"虚静"后才可能了解到的。问诊只是确认。

当一个医者经过"虚静"的训练后有了直觉，就可以超越书本上按部就班的十二经络、奇经八脉、穴位，不再受限于说明书上写的药物功效，按图索骥来处方，但这是需要训练的。

从学中医、用中医，到后来教中医，我有一个体会，选择读物要非常小心。世界上的书有两类，第一类，是关于实相的书，就是经典。比如庄子、老子、孔子的著作，中医里有《黄帝内经》《神农本草经》、张仲景的《伤寒杂病论》、孙思邈的《千金药方》、李时珍的《本草纲目》、吴鞠通的《温病条辨》……这一类是必须要读的书。第二类，是解释经典或者阐述自创理论、记录自己经验的书。这里面良莠不齐，需要鉴别。认真学习经典，经过临床实践，如实写下的记录，会帮助我们理解，给我们更多的思路，但有的一家之言，读了反而会限制或者误导我们的理解。古人写书很认真，也很小心。现代有不少为了评职称硬写的文字书稿，可读可不读。

经常有人问，《伤寒论》读哪个版本？读哪家注解？其实，看原文最妥。版本在古代是个大问题，因为传抄容易有谬误，而且很多书秘而不宣。现在正式出版的中医古籍都是经过认真考证、点校的版本。重点是**我们需要时间和实践，要慢慢地跟着经典透进去，体会古人的心意，体会他们看到的气象、气机、神气、气化的变化，以及它们与外物的感应。**

古代的医书里有记载：古人读书的时候，会拜书、拜作者画像。在现代人看来，这是奇怪的行为，作者已经离世好几百年了，拜他有什么用呢？

这个是什么？正心诚意。你心里有一分尊敬和信任，就会多一分连通，多一分理解。

比如说我们翻开一本《金刚经》，会有开经偈："炉香乍热，法界蒙熏，诸佛海会悉遥闻……"多美的文字。我们现在人都认为，这个是古代的一种朴素的情感，是一种文学性修饰的语言。

其实不单单是这样，重点是当一个人处在这么一种恭敬、诚挚状态的时候，自然就虚己忘我了，这时，其实我们跟这个书所联结的知识、体验就接通了。

现代心理学认为：沟通的本质和效果，不在于沟通方式、语言，而在于双方的内心状态。如果我们能够常常在"恭敬、诚挚"的状态，不管是和领导、同事，还是和下级，或者亲友，沟通效果肯定会好很多。

所以，古人把立功、立言、立德称为"三不朽"。"立德"，顺应天地、合德自然；"立功"，造福万众、建立功绩；"立言"，传播智慧，教化后世。此三者，是虽久不废，人死而其功德不朽的。

放下形象，体会神气

学习中医，尤其是深入学习中医，可以慢慢训练从"神与气"的水平来观察和体会周围的人、事、物，暂时忘掉这个有形有相的人、事、物的外在呈现。

有一个训练方法可以在生活中尝试：平常走在马路上，我们可能会比较关注某个人长得好不好看，比如有的女孩子长相、身材很好，就会吸引到你。因为我们习惯用五官去摄入信息，摄入之后，心智评估运算，得到一个结果。这是对外在的关注。

大家有没有注意到，人的神气和外表一样千差万别，如果注意到这层，就深入了一步。有的显得冷峻、冷漠、疏离、紧张，有的放松、舒展、开心、友善。

即使在我们没有注意到某人的外表和举止形态的时候，我们当下的内心，也会有放松或紧张、阴郁或光明的变化。这种情况，也会在见面前一刻，或者打电话，或者想起某人、某事的时候出现。前者是"外象"，后者是"心相"。

我们之前讨论过，人类的认知有两套模式，一是元神，另一个是识神（现代会用心或脑来指代）。识神是逻辑思维、经验判断，偏于社会化，是由长期的后天教育、环境暗示、媒体引导，从外部世界加载而入，为"我"所用的认知模式。

前者是本能和直觉。中国文化里常常提到的"心法""悟性"，比如书画、古琴、中医、武术的高阶，能够达到"出神入化，物我一体"，都是在直觉和本能的层面讲的，很难从逻辑意识入手。这个部分对于那些长期用脑而"不走心"的现代人，确实很难理解。

这也是矛盾双方打着"科学"与"传统"的招牌而争论不休的由来。争论意味着争论者本人的心脑不能统一，元神与识神的作用不能调和，有偏废，单执一端。这是由于个人的偏执，个体理解力的障碍和认知局限所致，是人的理解受限，而非学科的对立不容。

科学与传统、中医与西医、东方与西方，内在是统一，可以互通的。

我们学习传统文化，必须学习"虚己"的功夫。通过传统的训练方法，静坐、站桩、太极……让我们慢慢学会不再过度依赖于五官和逻辑思维，用心直接就能去体会当下的真实。

2001 年，我跟徐文兵老师刚认识，每周看诊两个半天，上不多的课。两个闲人，没太多事，走在大街上，我们俩的感官跟一般人不太一样。走过来一个美女，一般人只看外貌，他看都没看，说了一句："没气！"这个话题后来他在电视节目里常提到，"有形无气"或者"有形无神"。

我有个朋友是编时尚杂志的，每个月都寄一本给我。里边有很多模特，从形上来说，其实都不错，但现代的审美，偏薄、偏冷了一点。按古话说，偏"瘠"了一点，贫瘠的瘠。不少现代人以此为美。不少模特的形体背后的神气状态，不知道大家有没有体会到？有些抑郁、高冷、神气漂移、眼光迷离。

听众：照片也能看出来吗？

李辛：能，要去留意。我们可以先从看周围的人来观察体会。慢慢地去看照片，看一幅字，通过电话，或者可能只是想一下而已，心里会有一个"心相"浮现。如果你相对安静，没有那么多情绪、欲望、思绪、设定，就容易感受到。

如果你有太多杂乱的念头情绪，忙里忙外，只能牢牢地抓住眼前看得见、摸得着的外在形象，背后这些细微的东西就体会不到了。

所以，学中医望诊和把脉的时候，不能太关注长相、关注如何应对接待，如何表现、证明自我等等，这些我们习惯抓住的外在模式、社会惯性，会蒙蔽我们的内心直觉。

虚下来体会面前这一团神气，这是训练中医学生诊断能力的一个方法。

这团神气对应在人体上，可以分三个圈——三焦。平时观察周围的人，他外边一圈的气多了还是少了？有的人外面的、上面的气很多，脸红红的，说话很急，嗓门大大的，或者还有一点侵略性，对吧？他的气都敞在外面。

这个状态在古代行军打仗和争讼打官司来说，不是一件好事情，此为逆也。为什么呢？气都暴在外面，涵不住，有开无阖，有进无退，没有后续力。

中医望色，书上说红色是有多余的热量在外面，青色主痛或者主肝病，这些一一对应的内容，很符合大脑的逻辑思维习惯，但未必能够很好地用于临床实践，需要加上对整体的把握。

这也是近代中医临床辨证论治的困境。即使毕业考试成绩很好的中医学生也会困惑，病人呈现的病症千变万化，很难根据书本上的各条诊断要素、特征变化来归纳，得到清晰无误的结果。虽然试卷上的每一个"证"辨起来很容易，只要按书本、题库答案背下就可以通过，但实际临床不是这样。

真实人体的所谓"症状"，只是人体神气活动变化反应在身心的外显，辨证的重点不是从异常的症状入手，而是了知症状发生的大背景：这个人体本来的"精气形神"和当下的运行状态"神机、气机"，以及他平时的生活和身心状态，这些才是重点。

比如说肝病，脸色的变化可能会经历发红、发黄、发青、发黑的过程，代表人体正气由实到虚，病情由轻到重，由气分到血分的变化过程。但是，这里颜色的变化只能是一个提示，我们不能由此得出结论，需要"四诊合参"。

在望诊上，这个人的面色有无光彩，神色形态有无神采，言行应对是积极还是消极，坐姿身形是紧张还是放松……这里的重点是关于整体的生命力：这个人的生命力还有多少，格局如何，上焦—中焦—下焦的运转状态，虚实开阖情况如何……

如果他三焦不虚，神气很灵活，能够真实地微笑、有光彩，这个代表生命力不弱。生命力这个东西决定了预后，向生还是向死。

如果眼前是比较胖的老年人，你能否感觉他的整个身体是实墩墩的，还是里边是空的，就像发得很松与很紧实的馒头的区别。大家先有这样一个写意的观察和形成这个印象的能力，然后慢慢地把它细化。这就是诊断能力的训练。

粗守形，上守神

我们在大学初学针灸，是从十二经脉、奇经八脉学习的。

那时候晚上睡不着觉，像武侠小说里描写的一样，把全身每个穴位都在心里按顺序点一遍。比如足太阳膀胱经起于睛明穴，然后到攒竹、通天、天柱这么一圈下来。这个过程还可以体会每个穴位对身体有什么影响，这些细微的感受不仅在身体上、经络上有，还会作用到情感和思维，甚至对外界的感受与互动交流方式，很有意思。

这是个很好的学习方法，不光记住了经络穴位，同时还学习了导引，训练了专注力和感受力。把心收回来，留意自己的感受，你就能高质量学习，很多东西自然就知道了，不会有太多因为不知如何归类而产生的疑问。

大脑遇到新的事物，会习惯性地把它放到已有的框架里，就像家里的收纳箱，贴好不同标签，每次拿到新物件，就放到已有的类别里。这个"标签化""把未知纳入已知"的过程会让人很安心。

然而，大千世界，气象无尽，岂是概念、书本所能涵容？概念也不等于知识，概念只是一个标签。缺乏深入学习的能力，缺乏对真实世界感受的大脑，常常满足于标签的清晰有序，执着于是否符合既定标签。对于这类人，世界从未真实、整体地存在，因为他只是活在受限的概念中。

须知，概念只是"指月"的手指，是路标。这就是先贤经典与后世论述、阐发、归纳之书的区别所在。经典直指本然，指向清明的月光或浩瀚的星空、深邃的内心……对于月光，古今中外有很多不同的路标，也许曾经因为需要"统一名号"发生过不少"战争"。

经络和穴位，既然是"神气游行出入之所，非皮肉筋骨也"，说明经络和穴位是超越肉体的，是在能量层面上的传输线路。所以**针灸的作用原理不在肉体上，是经由肉体，作用并调节较高层人体能量或是精神层面，再往下作用于肉体。**

神气出了问题的病人，像一块磁力消失或紊乱的磁铁，失去了内在的秩序，同时也失去了与天地间的互感互通。通常，我们把失效的小磁铁放到一个正常的大磁铁附近，就会重新获得磁性。

传统的针灸医生跟病人的关系也是如此，帮助病人的神气系统恢复原本平衡的状态，并恢复后者与内外世界的正常交感。

所以，《灵枢·九针十二原》说："小针之要，易陈而难入。粗守形，上守神。"粗心的医生被形体牢牢抓住，而上乘的医生知道"神"才是针道所在。《灵枢·本神》里也有"凡刺之法，先必本于神"的明示。

现代不少针灸医生往往把针灸的效理解释为神经系统的刺激反应，这也很正常，因为他的知识体系里只有这些概念，认知只能由此而发生。

与之争辩是没有意义的。就像一个寓言所示：一只乌龟从陆地回到水中，鱼呀、虾呀、泥鳅等老朋友们都来看它，问它陆地上的世界是怎样的？于是乌龟说起了蜗牛、鸟儿，各种美丽的花、蝴蝶，还有挖洞时遇到的各种小虫和红薯根……于是，它的朋友们都胸有成竹地点着头说："对对对，螺蛳和川条鱼就是那个脾气，藕的味道确实不错，我们早就知道了……"

不同的辨证体系，只是不同的工具

学中医、国学，或者学心理学、教育学，不要过于局限于"本专业"。因为，这些学科都是关于"人的生活"，关于真实的体悟，是由长期观察和实践而来，需要我们亲自来体验其中的滋味。在这个过程中，心智得到发展和成熟，学习自然就会深入浅出，事半功倍。古人说"致广大而尽精微"。

大学读书的时候，我看了许多历代的医书、医案、哲学、人类学、现代物理学、心理学等专业书籍，体会到不同的学科，从不同的角度与语言，描述对同一个世界的认知，如果能统合起来，我们看内外的视角会相对完整些。

认知因人而异。不同时代学问精深的学者们，往往能由自己的专业出发，触类旁通，跨界去学习、分享他们看到的世界。由不同的道路登上知识的大山，最后在高处汇合而不执着上山的路径。饱览美景，求同存异。

工作几年之后，接触了更多形形色色的人，对社会结构、商业运行、管理模式有了学习和体会，经验到世间人、事、物的变化多了，临证思路也灵活展开了。虽然看书的时间比以前少了，但对人体、疾病和中药配伍的理解和感受反而深入细致了。

除了广泛学习，广泛与社会接触、开阔眼界也是一种触类旁通。学习某个学科，书本和知识、经验确实很重要，而学习的高度、广度与本人的心智和发展、精神开放度、清晰度、专注力、意志力，以及自身的心身健康水平，甚至和生活能力密切相关。知和行同样重要，避免做书呆子。

常有不少学了多年的学生，尤其是从西方来到中国学中医的学生问：阴阳辨证，三焦、卫气营血、五行辨证，六淫辨证，七情、八纲……这些辨证方法哪个最好用？怎么才能不冲突？

不同的辨证体系，只是不同的工具。因不同的入手路径、观察角度，而产生的不同辨析方法。哪个好用就先从哪个上手。逻辑化的头脑，常常会做这样的事：比较不同辨证方法的异同，把重点关注在尚未融会贯通之处，卡在那里，浪费时间。

中医讲的是气一元论。一个蛋糕，可以一切二，或切三切四，不同的体系代表不同的切法，重点是我们自己要清楚选择哪个工具能带领我们进入这个领域。

与其在文字、论文中比较《伤寒论》里"厥阴"与温病学说的"三焦""卫气营血"有什么异同，历代各家都有哪些解释，不如老老实实在具体病人的身心上，体会古人说的"厥阴、三焦、卫气营血"究竟是什么。这就是"指月"的原理。**要在活生生的人和真实的生活中去看、去听、去触摸、去体会古人所说的"厥阴证""下焦病"。**

粗守关，上守机

经络和穴位的学习也是这样，除了背诵，不如先自己摸一遍，不必求多求快，每次按一个，静静体会。我记得大学碰到某些课实在没意思，又不能离开，就坐在那里玩：放松下来，把手指轻轻放在足三里上，放几十分钟，看看会发生什么，这就是玩的心态。

"玩"，是传统文化里很重要的一个字，不少东西是在放松的状态里无意中体会到的，太用力思考、太有目标，往往会错过。

手指放在那里，刚开始没感觉，穴位下面凹凹瘪瘪的，这是"虚"；放一会儿之后，就开始"突、突、突"地跳，"经气已至"，气血开始感应了；过一会儿它自己就会慢慢地开始起伏、开阖。

它会不断蓄势，有时候，会觉得下面有力在向上顶，而到一定时候它会沿着胃经，顺着小腿接通下去，通到脚脖子那儿，下不去了，为什么呢？那里是关节，这些地方不是太容易流通，而且容易存邪气，所以要打通关节。

再放一会儿，它继续蓄势，"嘭"，通到脚底了。原来身体里的寒气啊，热气啊，"呼、呼、呼"地出来了，这是"补泻自调"。

我起初是这么学针灸的，你们也可以试试看。

以前学习的时候还做过各种实验来体会气血经络。比如把一只手放在足三里，一只手放在小腿肚，今天你们就可以回家试试。这是很简单的物理传导，手是热的，足三里和小腿肚就会热起来。

第一个阶段，热会慢慢地渗进去，很自然地布散。有的是往上走，有的是往下走，你玩得多了，就知道它什么时候往上走，什么时候往下走，每个人体质不同，走的方向和速度也会有区别。这些书上都不会告诉你。

有一次很有趣，我把一只手放在肚脐上，一只手贴着后腰命门。这么玩的时候，我就在想，能不能让这前后两股气接通啊？

我就想，能量是可以穿透有形肉体的，试着忘掉两只手之间的皮肉筋骨和内脏阻隔。于是，很快感觉到，前面手的热气，直接通到肚子里边，后面手的热气也直通到前面。我发现，这么一想，传导扩散的速度竟然快了很多。

有了这些基础的体验和感受，对无形的"神气""气血"就不再停留在书本和文字上了。

这时，再读《灵枢·九针十二原》里的某些段落就会心了："粗守关，上守机，机之动，不离其空。空中之机，清静而微。其来不可逢，其往不可追。知机之道者，不可挂以发。不知机道，叩之不发。知其往来，要与之期。粗之暗乎，妙哉，工独有之。"

这里讲的是心还无法达到精微状态的医生，关注的是有形肉体的层次。上乘的医生能感受到"气机""神机"的往来变化。无形的气机变化不局限于肉体，也布散在当时当下的虚空中，非常细微。知道其微妙变化的良医，不会有丝毫的差失，而粗心的医生常常因无知而当面错过。这些无形无相的变化往来是如此微妙，只有经过训练的良医才能在针刺时迎随往来，合机合度。

后来再看到《黄帝内经·素问·宝命全形论篇》："刺虚者须其实，刺实者须其虚，经气已至，慎守勿失，深浅在志，远近若一……"这里的"深浅在志，远近若一"，类似的描述在《黄帝内经》里有很多，比如《灵枢·九针十二原》中说"迎之随之，以意和之"，是在讲用心用意。

要带着体会去实践，只是学书本，学到的会非常有限。

按摩是学习中医很好的入门训练，每次花一到两个小时去触摸真实的人体，手下就能体会到每个人的虚实寒热，松紧开阖。可以像打太极拳一样地放松身心，沉肩坠肘，手放松地搭上去，慢慢揉。如果病人真的安静下来，按摩师会和病人的气血有感应，甚至会有神气的交感。

《黄帝内经·灵枢·终始篇》里面描述了这个状态："深居静处，占神往来，闭户塞牖，魂魄不散，专意一神，精气不分，毋闻人声，以收其精，必一其神，令志在针。"

字面上的意思是把门窗关掉，其实是把眼耳等六根关掉。这段讲的是专心致志，精、气、神合一，这样可以"散气可收，聚气可布"。

这样的训练，可以帮助中医师体会到人体内部的气血变化。比如前面提到人体的三焦气血像一个太极球，这不是理论，也不是打比方。我曾经遇到过不少高明的医生，他们能通过揉病人身体的某个点，感知他的全身。

对于没有经过训练，困在概念和狭隘的"科学至上"观念的人来说，这都是"古代朴素的唯物主义"，是"古代哲学思想"或者"巫术"。奇怪的是，当媒体报道某个法国品酒大师能够仅用鼻子就分辨出几百种葡萄酒，或者遇到某个售货员秤重可以"一抓准"时，人们又觉得很正常。

确实很正常，小时候我们学过的《卖油翁》，老爷爷把油倒进葫芦里，不洒一滴，"无他，唯手熟尔"。手熟的背后，就是"专意一神，必一其神"。

第八章
针灸与按摩：能量调理的艺术

上工、中工与下工

《黄帝内经·素问·调经论》里说："按摩勿释，着针勿斥，移气于不足，神气乃得复。"说明针灸、按摩的原理是回复神气，"移气于不足"，也就是调动"气"，把某处多余的气转移到不足的地方，这样虚实就平衡了。

针刺与按摩的本质，是调整人体自身的神气运行活动，使之正常化。通过调整神气，帮助人体回复稳定和谐、内外交流的自然状态。当人体通过针灸、按摩等方法回复了"阴阳自和的状态"，那么生命本来的力量会自动完成医生所期待的"补虚泻实""通经活络""扶正祛邪""安神定志"等效能。

这也是近代研究中，常常发现针灸、按摩等中国传统治疗方法有"双向调节"的效应。比如，针对胃肠功能紊乱，同样选择"足三里"或者"合谷"等穴位，运用相同的针刺方法，却可以改善和治疗"胃肠亢进"和"胃肠动力不足"两个在西医诊断上相反的问题。又比如，针刺或者艾灸"涌泉穴"，既可以升高血压，也可以降低血压。

《黄帝内经·灵枢·根结篇》里说："用针之要，在于知调阴与阳。调阴与阳，精气乃光，合形与气，使神内藏。故曰：上工平气，中工乱脉，下工绝气危生。故曰：下工不可不慎也……"

这里把针灸师分成了三个水平：上等医生能够"平气"，不光是平衡人体内部能量，同时还要平衡内部与外部世界的能量交流；中等医生一不小心就会帮倒忙，"乱脉"体现在治疗上，针刺之后也许症状略有改善，但是把脉后会发现，脉象更不平衡了；最糟糕的医生叫"下工"，劣等的医生，会断绝人的神气，危及生命，或者症状虽然暂时平复，但减损了本来的寿命，医患双方还都不知道。

《黄帝内经》里还有一个对不同医生的总结：上工治神，中工平气，下工治形。这里的"上工"已经超越了根结篇里的"上工"。

关于"治神"，有这样一段描述："凡刺之真，必先治神，五藏已定，九候已备，后乃存针，众脉不见，众凶弗闻，外内相得，无以形先，可玩往来，乃施于人。"

这里的"众脉不见，众凶弗闻，外内相得，无以形先"很有意思。它说在针刺的那一刻，忘掉此前诊断时摸到的各种正常、异常的脉象，忘掉病人所述的各种凶险的症状（包括现代医学的各种危重诊断），进入人我、内外一体的状态。不要先入为主地被病人的形体和反映在形体上的症状所牵引，才可能体会到神气的往来出入，而随顺调理。

脉法候气

那么中工如何平气呢？古人常通过把脉来评估人体气血是否平衡。

《黄帝内经》里有三种脉法：太渊脉法，人迎—寸口脉法，三部九候脉法。这是通过比较不同部位脉势和脉象，来了知人体神气运行状态的方法。

第一，现在所指的脉诊，是太渊脉法，在手腕内侧桡动脉，也就是太渊穴上下进行脉诊，左右手分别阴阳，每一侧又分为寸关尺三部，分别出左侧"心、肝、肾"，右侧"肺、脾、命门"，再用不同指力体会"浮、中、沉"三部的不同，从而得以了知各部气血阴阳的分布不同与平衡程度。

第二，人迎—寸口脉法，出自《灵枢·终始》："持其脉口（寸口）人迎，以知阴阳有余不足，平与不平。"

寸口主要反映人体内部能量，即"阴"的情况，人迎（颈总动脉）主要反映体表能量，是"阳"的状态。如果这二处脉象是相应的，来去大小根据不同的季节相协调的，就是"平人"，健康平和之人。

瑞士针灸无国界前主席雅克先生（中文名：仁表）的《古典针灸入门》一书中，有该脉法的介绍与应用。

第三，三部九候脉法，现在用的人更少了，这种脉法又称遍诊，切脉部位有上（头部）、中（手部）、下（足部）三部，每部再分天、地、人三候，共九候。

正常情况下，各部脉的至数与力度，处于相互平衡与协调状态。一旦出现小的不平衡，意味着人体内外、表里、上下的不协调。如果各部节律、大小都紊乱了，像一座精密的自鸣钟失去了本来的节律，就无法工作了。

所以《黄帝内经》里说："三部九候皆相失者，死。上下左右之脉相应如参春者，病甚。上下左右相失不可数者，死。"

"相失"，就是错过，不协调，就像在城市里需要打车去轻轨，再转高铁，要是每一步都"相失"，就会误事。

"参春"，指三个人春谷，就像打年糕，此起彼伏，也是形容脉象的不协调。**人体的生命节律像一曲大型交响乐，需要精密的协调和统合，**

把脉，就像是指挥家在聆听不同的声部。

接下来，黄帝问："何以知病之所在。岐伯曰：'察九候，独小者病，独大者病，独疾者病，独迟者病，独热者病，独寒者病，独陷下者病。'"

这是一段大白话，九候之中，任何一个部分的脉律，太小、太大、太快、太慢等都是失常。

不管是治神还是平气，都对医者提出了一个基本的要求：你能不能感受到神气的变化？是实实在在的感受。或是手下感知，或是针下感受，或通过身心的直觉感受，或直接看到气的变化……这些在《黄帝内经》里叫"慧然独悟"，对病情的原因、变化、趋势和当下神气的格局了然于心。

以外揣内，以我知彼

这就又回到了关于医者自身内在训练的话题。起初，脉诊可以作为入手的工具，要成为好一点的医生，须以静坐、站桩、艾灸、按摩来提升对"气"和"气场"的敏感度。这是基本功，不同的医生，六根的敏感度不同，通过训练后，在相应层次发挥作用。

如果没有训练过对"神气"的感受力，那只能在形的层面施治。对病人而言，可能是"半死半生"，对这类医生来说，常常是"好了不知为何好，坏了不知为何坏"。这样的医生很难提高，也很难对传统中医有真正的认识和信心，容易走"西化""现代化""经验化"的路子。

内在训练里，除了静坐这类静态的训练方法，规律的形体锻炼也是必需的，医生自身的健康和神完气足，才有可能"以我之气调彼之气，以我之神调彼之神"。

通过按摩的训练，我们可以慢慢体会到病人内部的气血情况。有经验的按摩师，静下心来能感觉到里边很深的地方，是虚还是实，是堵还是通。这叫"以外揣内，以我知彼"。

教我太极的钟鹰扬老师，也是中医师，他曾经获得过欧洲空手道亚军，而且是咏春拳的高手。他说，太极拳真正临敌的时候，是把自己虚掉，跟对手合为一体。

这个状态在针灸、把脉，还有按摩上，很多医生是有同样的体会的。我们在培训医生的时候，就会训练这个部分。他们都是有经验的临床医生，中医的理论水平不错，学过很多不同的技法和流派，我们就训练他们虚己之后的感受力，通过站桩、打坐、太极来体会跟病人合一的状态。这样就能靠直觉知道病人的神气、邪气的虚实寒热、进退出入了。

按摩的学习，从两个手法入手，第一个是按法，第二个摩法。按法是什么呢？就是把你的手合适地放在病人身上，按摩者是放松不费力的，被按摩的人是放松舒服的状态。这个听起来容易，做到并不容易。

说到按摩，初学者们的通常想法是：要用力！我的手型、手法对不对？是用一指禅、小鱼际，还是掌根？是滚法，还是震法？……全都着眼于这些有形有相的技法。

手只是一个工具，要表达的是什么？它表达的是你想要给这个人的东西，要体会这个。

一个按摩师能给受者什么？是某种特定手法，某个流派的专治某病的技法，还是会有一些更丰富深入的东西？

比如送礼物给朋友，你想表达一份关心也好，或者一份友情也好，首先是你的意向，第二是你对朋友的认知和了解，他现在的状态，还有你的世界观、审美、生活内容、自身条件都决定了你会选择什么礼物。

按摩的学习：神气与力的交流

按摩除了力的作用，背后还是医患之间"神气"的交流互动。

按法是稍微用一些力量，把对方皮肤、肌肉稍微压下去一点，然后保持这个相对稳定的施力。这里有几个诀窍，第一要放松站立，按摩床的高度要适合医生。第二，力量不要太大。大力按的时候，我们的意识和手型就会有一种侵略性，这时候神气已经僵住了，病人也会本能地紧张、僵硬。

如果在自己身上试的话，可以应该先按自己的腿，把手、手臂、肩放松，按在自己的大腿上，先找到很省力、很舒服的感觉。

在帮别人按摩的时候，要把手自然放松地放在对方身上，放上之后，按摩师的手和对方的身体就有了一个传输的点。两个人的身体都是放松的，按摩师的身体重心稍往前倾一点，这个力自然就压在上面了。这是初学按摩的起势。练过太极或站桩的人很容易找到这个感觉。

尝试很柔和地找到用力的度，只是用一点点力，"无太过，无不及"。太过用力，按到里面没有空间了，或者意识上太用力了，目的性太强。如果平时就是一个过于努力的人，严格地讲，这样的人不太适合做针灸师和按摩师，因为他会把僵硬的偏力带进去。开药也是这样，过于主观强势的人，偏力也大。

不及是什么呢？不敢用力，不能放松、缓和地施术，也许源自心理上的胆怯、没有主见，没有定见。唐代的大医孙思邈说："胆欲大而心欲小，智欲圆而行欲方。"

初学者在训练按摩的时候，可以先把手放在一个部位不要动。轻轻地施压，先体会自己的手与手下皮肤、肌肉、筋骨、气血之间相互的交感，体会这个交感产生的布散力量。你就能体会到虚实、寒热、松紧、开阖。这时候，这些文字不再是概念，而是你手下、心里真实的存在。

同时，你要体会自己施力的轻重、缓急、静躁，此时此刻自己的心念是清净安详还是浮躁复杂，在做这件事情的时候，是不是有很多杂念？心里是有悲愤还是有哀怨？还是有过度的喜悦？这些都需要医者自己体会到，再想想，尝试如何渐渐地减少这些"杂质"，因为这些"杂质"都会传递给病人。

常有外国病人问我："Doctor Lee，我要回家了，在西方怎么找到合适的针灸医生？"我说，这个简单。第一，你看他会不会笑；第二，他是否放松；第三，他最好不是太偏激的人。

因为这样的医生，至少是个心地和缓的正常人，神气的偏性不大，意味着他的诊断、治疗、用针、用药也不会太偏。不管他扎什么穴位，用什么手法，相对来说比较平常。生病是失常，就是偏了，那么只要是一个相对平常的人来给你治，就容易好，起码不会太偏。

十多年前，我在北京王府井的平心堂中医诊所带学生，一个加拿大的护士，专门跑到中国来学针灸。她跟诊了两个多月，有一天，针刺后，病人躺在床上留针40分钟，她问："这个病人是寒还是热，为什么针关元和太溪？"

看她在认真思考，我就让她把手放到距离针灸针10厘米的上方，过了一会儿，我问她，有什么感觉？她说："手下能感觉到有寒气沿着针冒出来，尤其是脚上，就像一个小空调。"

在针灸的学习上，技法、理论确实很重要，但是使用这些技法的人在什么状态，才是最重要的。通过静坐等内在的训练，能够提升我们的直觉及敏感度，学习用"心"体会，所有关于病人的能量状态、情绪状态、致病因素（风、寒、湿、热……）的信息就在那里，等待被发现。这取决于你有多敏感、多清晰。

这样获得的关于病人的信息和调治的思路，比起单独依靠五官感觉和逻辑分析、经验判断要丰富深入得多。我在瑞士教的继续教育课是《针灸师的内在训练》，学生们以前学过韩国针灸、日本针灸、越南针灸或者中国针灸，学了各种各样的治疗方法，常常因为不同的体系在大脑里程序冲突而困惑。

这些关于医生的内在训练在《黄帝内经》里有大量的描述，大家可以去看《九针十二原》《保命全形论》，还有《缪刺论》，然后自己回去体验。

像前面讲过的人迎—寸口脉法、三部九候脉法、按摩第一式，用手感觉针和穴位周围空间的"气感"，都是不花一文，可以自己去体会的，试一段时间，自己就知道了。

要读古书，然后积极尝试，身体力行，有知有觉之后，心里就有底了。这样就不会一直纠结中医到底"科不科学""如何用现代科学验证中医，才能弘扬中医"这些无谓的杂念中。

一杯水在你手边，如果你渴了，不妨来喝一口。有人宁可渴着，也先要辩论汹汹，只好等他哪天真渴了，也许有机会来喝一口。

不喝也没关系，世界上的水很多种。解渴就好。

感应与因缘和合

中医常常说到"感应"两个字。

我们的心如果是急急躁躁的，那么，在生活中的人、事、物的交流交接中，就会感应到急躁的象，容易卷入同频的气场、维度或者时空中。大千世界，现种种相，有明有暗、有善有恶、顺逆缓急，我们进入哪一种相，与我们内心的状态、神气的静躁大有关系。这是第一层含义。

第二层，从心理学上来说，一旦因为"心相"的相应，进入某种水平的外在情境，接下来的是我们的大脑的作用了，就是"分别"和"执取"。就像电脑里有很多高版本和低版本的程序，当系统状态很好的时候，当有问题或者任务出现，会自动选择最佳版本来处理。

但如果内存不够了，或者程序冲突，就不能支持最好版本应用，只能用低一些的版本。所以这个时候，处理、运算能力都是在低水平，甚至不断地循环死机。所以在我们心身状态不太好的时候，不仅容易陷入更多困境，而且处理能力会下降，心智会弱化。

所以《大学》有一句"自天子以至于庶人，壹是皆以修身为本"。

做医生久了，常常会遇到一些病人有类似"系统冲突"或者"崩溃"的状况，看起来或是心理有问题，或是身体有问题，或者家人之间有严重问题。往往是全家都进入了一个混乱的状态，都卷入无序的"场"，惊慌失措，神无所主。

在这个"神乱"的状态没有恢复之前，家人之间也很容易意见混乱，特别容易病急乱投医，常常错过良善的机缘，选择往往会被偏力左右，找不到好的医生，或者即使找到好的医生，却不能执行好的医嘱。

这个时候，如果家族中有人神气安定，考虑分析问题全面，就能够让整个家庭的状态稳定下来，整个家庭的神气格局稳定，个体才会出现转机。

所以，症状、疾病、选择混乱，常常只是表面的象，要体会背后的

"势与机""顺与逆""明与暗""定与散"。如何体会？就从当时当机的人与事中用心观察。

跳出具体的症状与问题，从更大的层面来看，是先有了某个神气格局，才有了这个现实的关系与格局，以及之后的发展趋势；不同的"神气"格局，决定了不同层次和水平的解决方案。

是什么决定了神气的格局？是当事的人、处事的心。

一旦形成大的困局，在新的格局变化形成之前，只能耐心，还有调整自己。这个古人叫什么？时势未到，因缘未熟，所以还没有答案，暂时无解。这个规律不光是对于生病，包括我们人生的很多问题，都可以慢慢去体会。

一件事情，如果当下就有答案，而且很安心，不会前思后想，这就是最佳答案。当面临抉择，没有答案，思之又思之，内心翻腾，睡不着觉，有几种可能：第一，这件事情不适合你，不需要参与，只是你被其中的得失名利吸引了，但你更深一层的内在知道这不是对的，所以在那里犹豫。第二，这件事情还没有到你做决断的时候，虚空中的势还未到，此刻答案还没有形成。

"文章本天成，妙手偶得之"，高水平的诗词写作是这样，是"偶得之"，不是"绞脑汁"。灵感飘来，如果你的心足够静，能够感受到它，它会进入你的内心，随手写下，完成。所以一流的好诗很难硬写出来，也不是语文教材里说的反复"推敲"出来的，这是很大的误解。好诗是在某个瞬间，因为当下的环境、人、事、物，与你的内心的一个"感应"的结果，心里有了，意识到了，就把它写出来了。

日常生活中的处事接洽也莫不如此。奇思妙想往往不是绞尽脑汁挤出来的，答案是某个格局发展的"势"自己带来的，需要特定的时间、地点、人物和机缘来形成。

古代的书画、音乐，乃至古代的好中医，他开方子、针灸都是这么来的，不是现代人以为的，研究几个方案，然后专家评审，数据在电脑里统计一遍，药在老鼠猴子身上过一遍，然后获取最佳方案，不是这样的。全都是当下因缘和合的东西，但这因缘来自既往的积累。

第九章
导引与祝由：身心合一与神气为用

导气令和，引体令柔

什么是导引？导引神气，调柔身心。

"导"指"导气"，导气令和；"引"指"引体"，引体令柔。**导引，是引导能量传输和流动的艺术，让身体和精神和柔健康。**

导引的关键是精神专注。很多人都练习过太极拳、易筋经、八段锦或者鹤翔桩等功法，这些都是通过舒缓的身体动作，达到精神内守、气血和调的状态。如果保持一段时间，我们的身心健康就会提升，内在的不适与不调自然会改善。

老子《道德经》言："载营魄抱一，能无离乎？专气致柔，能如婴儿乎？"讲的是专心致志，精气合一不乱，可以让我们的身心像婴儿一样调柔。

导引的鼻祖是神医华佗，五禽戏是他模仿虎、鹿、熊、猿、鸟五种动物的动作和神态编创的一套导引术。其源头可上溯至先秦，《庄子》中有"熊经鸟伸，为寿而已矣"。

我在读书的时候练过易筋经，后来曾跟着张至顺道长练习过《八部金刚功》。练了很长一段时间，体会到整套功法相对于易筋经要偏开一些，阳刚一些，通行气血、疏通淤滞的力量比较好。那段时间身体正好需要多一些流通，每天早上练完很舒服。

最近学了八段锦，刚开始只能做到完成动作，20 分钟结束，后来体会到不慌不忙、缓慢柔和地做 1 个小时，效果很好。如果做得很慢、很专注，做每个动作的同时会感受到全身的变化。如果各位也能这样去慢慢练习体会，对我们身心气血的流动、经络穴位的虚实通阻就会有直观的认识。

熟悉自己的身体，是保持健康的基础。

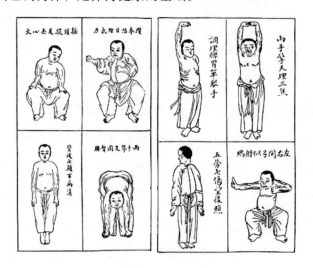

图八　导引

以上是动态的导引，其实中医所有治疗方法的原理就属于导引。

刮痧、按摩、针灸也是导引，用药则是通过药性来帮助人体的神气恢复正常的开阖，气血运行更自然和谐。

移精变气

《移精变气论》是《黄帝内经·素问》中第十三篇文章，里面谈到一种特别的治疗方法——祝由。

原文很长，但很有趣，我们现摘录一段："黄帝问曰：'余闻古之治病，惟其移精变气，可祝由而已。今世治病，毒药治其内，针石治其外，或愈或不愈，何也？'"

黄帝问，我听说古人治病，是通过祝由的方法，转移和变化病人的精气，病就好了。现在我们通过中药内治，针灸、刮痧外治，有的病人能好，有的不能好，这是为什么呢？

黄帝提到的"今世"，按照《黄帝内经》的成书年代，至少是在春秋战国时期，距离现代好几千年；黄帝说的"古代"，应该是在殷商时期，甚至更早的年代。

我读研究生的时候，在国家图书馆看过一些古代文献，那个时代是"以招魂复魄为国之政事"，很有意思。我们现代世界的主流，都是以"发展经济，招商引资"为国政大事，古人为什么会把看起来很虚的"招魂复魄"为国之政事呢？

《黄帝内经》分成《素问》和《灵枢》两部分，是黄帝与岐伯、鬼臾区、伯高、少师、少俞、雷公六臣平素问答之书。岐伯，是那个时代的有道之人，黄帝恭请岐伯为臣，尊为天师，帮助他治理天下。天师，在古代就是大巫师，有帮助君王通神明、传天道的责任。

古代的帝王，都自称"天子"，圣旨上开头第一句是"奉天承运，皇帝诏曰"，也就是说，古代的君王，权力的源头是天道，作为天子，治理国家的原则是顺应天道。

从人类的文明史来看，最早的首领都是大巫师，或者修行很高的宗教领袖，因为只有他们能够"奉天承运"；慢慢的，人类的思想、文化、社会活动发展到某个阶段，社会化的人群取代了自然的个体，群体意识和文化规范成为人类的主导操作系统，能与自然交融对话、通神明的个体越来越少，成为一些特定的职业阶层，天师、观星师、祭司在这个阶段成为各地域、各民族的代表性人物。

天师、祭司，都是古代的资深修道人或者方术传承者，他们的作用，是把光传递给俗世的人。在能量和信息层面来调整人与自然，人与社会和人与自我的关系。

这个话题很长，我们先放一放，往下看。

> "岐伯对曰：'往古人居禽兽之间，动作以避寒，阴居以避暑，内无眷慕之累，外无伸宦之形，此恬淡之世，邪不能深入也。故毒药不能治其内，针石不能治其外，故可移精祝由而已。当今之世不然，忧患缘其内，苦形伤其外，又失四时之从，逆寒暑之宜。贼风数至，虚邪朝夕，内至五脏骨髓，外伤空窍肌肤，所以小病必甚，大病必死。故祝由不能已也。'"

岐伯回答：古代的人居处自然，与禽兽相戏，天气冷了自然会活动，热了就搬到阴凉的地方，内心没有太多依恋和喜好疲累其心，也不会因为求官升职而劳乏其形，这个时代叫做"恬淡之世"，每个人都活得快乐、安心、淡然，邪气不会深入人体。所以不需要吃药扎针，移精祝由、调整神气就可以了。

接下来，岐伯又解释了为什么"当代"的人祝由效果不好的原因。他说，现代的人就不是这样的了，内心忧患很多，每天忙碌劳累伤害身体，生活不顺应四时的季节变化，寒温逆乱，正气先虚弱了，虚邪贼风，各种外邪乘虚而入，内犯五脏骨髓，外伤孔窍肌肤，所以小病必重，重病必死。病情不再仅仅停留在"神气失常"的层面，所以单用"祝由"来"移精变气"的方法，就不能医好了。

上士闻道，勤而行之

有一年，我们住在福建的一个道观里，道观里收养了一个小女孩，正在读小学。有一天她发烧了，于是我给她开了一副药，结果到下午还是没退，感觉有些奇怪，详细询问了发病前的经过。小朋友说前一天放学后和同学去坟地玩了，然后就不舒服发烧了。这就是过去说的"邪病"，属于神气被干扰了，草木之剂就不合适了。

正好，我们的朋友陈医生也在，他有祝由科传承，了解情况后，拿起一杯白水，掐上剑诀，念了十几秒咒语，然后让小朋友把水喝下，她当晚退烧，第二天就上学去了。

这就是祝由科。自元代即列入太医院十三科。拿现代观点来解释，就是接通和改变患者的能量—信息场。依靠祝由师专一的精神、稳定的念力，以符咒的声音或图像所接通的信息—能量场来治疗各种疾病。

祝由科对祝由医师要求很高，目前在道家系统还有专门的传承，需要有师父传授，学生必须遵守戒律。

还有一年，我们和一位百岁的道教龙门派的师父住在终南山里一个月，师父的弟子许道长带我们去采一种当地叫"鹿寿茶"的草药。那天一共去了六个人，采药的地方是没有人烟的荒山野地。在一片小树林里，我们采到了很多，当时感觉这个地方有些阴暗潮湿。

回住处之后，除了道长，大家都有些不舒服，三个头痛，两个还呕吐。

我也头痛，但不厉害，还有些心神不定，心中懊恼，觉得神受到了干扰。

于是去问道长，道长笑说："没事的，本来不想告诉你们的，免得你们害怕。"

原来，那个地方曾经有过一位男子因为伤情自杀了。

然后，道长带我们点上几支香，念了一些咒，很快大家就恢复正常了。

记得以前另一位道长告诉我们，道家有个说法：没有武功，打不过豺狼恶人；没有法术，禁不住野狐精怪，是不能住山修炼的。

关于祝由科，我自己没有修习，只是如是我闻，把亲身经历的提供大家参考。需要提醒的是，现代人常常从自己狭隘的所知所见出发，来解释、定论一些他们完全没有经验和认识的内容。

比如说，会把祝由解释为暗示疗法、心理作用，然后束之高阁，安心过他熟悉而重复单调的日子，或者直接定论为"迷信"或者"巫术"。须知不经实地调查研究、学习体验，只是按着脑袋里的一些条条框框来相信或不相信，才是真正的迷信。这是一种愚痴而自满的状态，每个时代都有。

要知道，即使是巫术，也不是那么简单的事，一般禀赋的人想学也学不了，拿司马迁《史记》里对神医扁鹊的描述是"非常人也"，不是平常的人。

所以老子有言："上士闻道，勤而行之；中士闻道，若存若亡；下士闻道，大笑之。不笑不足以为道。"

若存若亡，就是若有若无，刚听到时，感觉有道理，但不入心，还是滑过去了，难于深入学习。这是中士。

下士喜欢匆忙表明观点，还常常用比较强烈的方式来显示自己坚定的立场。从心理学来说，表面强势的背后是内心的虚弱、精神的无主和所知的贫乏。

祝福的力量

听众：想问两个问题。第一，您第一天讲到"形与神俱"，如果一个人朝思暮想，神放在别的人或某件事情上的时候，神就不在自己这里了。我想问，如果神放在别人身上的话，会补到那个人吗？

李辛：会的，比如我们经常写信会说"祝您快乐"。这像中医的祝由科，是有力量的。我们唱"祝你生日快乐"，这里不光是一个意念，意念只是一个 password，它背后接通的是一个很大的力量。

比如你在 Google 或者百度上写上"祝你生日快乐"，出来的是无数的祝福信息，接通了"祝福之海"。其实我们的每一个思想、每一个念头和每一句话，都会接通其背后的力量。

如果你给人的祝福是真正发自内心的，很单纯的，那个力量是非常大的。

当我们和某个人、某件事、某个环境相处，即使有你认为欠缺的地方，不要轻易全盘否定。无论是不是至亲好友，我们对人不要有很强烈的伤害或者怨恨的念头。

现代人熟悉法律，只关注行为和语言上的伤害，因为会被控告和承担后果。但其实，伤害人的念头和想法同样有后果。如果你一直陷在这样的念头和思想中，意味着你接通了无量无边的"怨毒之海"，于人于己都是更大的伤害。

一切的源头，在于无形的思想、精神，然后才有了能量，然后才化生为物质。所有的病，或者说这个世界的开始，都是这么来的。

听众：您讲针灸、按摩的时候要"用心"，这和平常大家说的"用意念"是一回事吗？

李辛：关于打坐、扎针的意念问题，大家都有很多疑惑，我简单解释一下，供大家参考。

有两种情况。第一种，你想他一下，祝福一下，就像接通登录密码，然后就完成了，后面该干吗干吗。

第二种，一个意念起来了，但一直在念念不忘的状态，这个就过了，是一种"执念"。比如扎针的时候，也有这两种情况：第一种是经过诊断交流，医生明确了治疗目标和手段，然后进入针刺阶段，以一个简单、安静的心态把针扎进去；第二种，扎针的过程中，一直在执念，我要补、补、补这个穴位。

第一种状态产生的效果，比第二种要大得多，因为虽然有目的，但它是放松的，神气是自然流动的。

听众：老师，按摩、扎针的时候，医生跟病人是联通的，或者融为一体的。有的书上写过，病人会有病气，这样的话，医生怎么来保护和调整自己？

李辛：首先，每个人的能力和能量都是有限的，对自己真诚些，不要强迫自己去做不想做的事情。

比如，这个人我不想拥抱，干吗一定要拥抱呢？这个病人我治不了，或者心里抵抗、疑惑、恐惧的时候，就不要强迫自己，因为会有其他合适的医生来处理。一切都是在流动的，每个人有他独特的作用，有所能必有所不能，我们只需要做好所能的那部分就行了，这样会安心很多。

第二，不是那么容易就达到你所说的"联通""一体"的，需要医生本身的身心禀赋，长期的内在训练、规律的生活……

如果你已经到了可以联通的阶段，是应该恭喜的，这个阶段你自己会有一些直觉和感受来帮助你判断"病气"的强弱，以及你有没有能力治疗。

另外，如果你有能力联通，但开始害怕担心，说明你心身的能量、正气确实还不够足，不要硬着头皮告诉自己别害怕。当你心身的能量充足，自然不会担心害怕，病气也自然无法侵入你。我们要做的是调整好自己的心身能量。在这个阶段，也是需要训练忍耐力和清晰度的时候，与"病气共存"，因为它也只是暂时的。

开车过马路，是有各种潜在的危险，但也可以学习如何避免。经过很多年，你的能力慢慢会提高，就像从一个不经风雨的小孩子，发展为成熟、稳定、强壮的成年人。

曾经有一个学生，他的按摩技术非常好，学习也认真，后来到了这个阶段，可以感受到一些简单、表层的邪气和病情病势。但他定力不够，疑神疑鬼，停留在这个阶段1年多。后来结婚了，加上一些家庭原因，转行去做销售了。又过了5年再见面，他说很怀念做医生的感觉，但是回不来了，因为精神的清晰度和定力都已经消耗了。

所以，先不要想那么多，能不能到"精微感知力"这一步，还需要坚持不懈的训练、学习和相对稳定的生活。

不急于填满"空白"

听众：神的状态，成人可以自我察觉，那孩子呢？很多孩子不能够自我表述，而且很多家庭是隔代喂养，老年人对孩子的神可能更加不会关注。现代儿童的问题蛮多的，比如很小就得癌症、高血压、糖尿病，或者其他的慢性病，这类孩子应该怎么帮助呢？

李辛：我的老师宋祚民先生是儿科专家，我的病人中孩子也很多。成人之间的交流，是在语言、行为水平交流的。我给你个桃子，你还我一个李子；我说了这个，你回应那个。比如领导会问，这事你怎么看？工作完成没有？但成人之间大多是表层交流。

跟孩子交流的模式不是这样的。比如你看了一个电影，心里有点难受，你和某人聊聊体会，这是比较深层的交流，也说明你们是比较亲近的。

再深入一点的，是更细微的情感交流、内心呼应，比如两人在喝茶，刚开始在喝，在说话，过一会，好像没什么要说的了，但是心里面不会急着找个什么话题说，找个事情做，不会惊慌。

很多成年人会惊慌这个突然出现的"空白"，比如饭桌上本来热火朝天，突然没声音了，很多人会心里发慌，赶紧说个笑话再把场子暖起来，这个要注意。其实当"空白"出现的时候，才是那些表面的习惯性社会约定模式正在散掉的状态，人内心深层次的东西开始显现的时候，在那个时候，才有可能进入真正的交流和谈话。

可惜成年人一起的时候，多半是在"习惯性社会约定模式"，谈论由媒体推送给我们的"固定内容"。当有机会一个人独处，或者一群人的表面风尘退去的时候，很多人又会习惯性地拿起手机，打开电视，把这个珍贵的、安静的"空白"填满。

我们在跟孩子交流的时候，有一点是现代成年人需要留意的，除了听他说什么、要什么，更要体会的是在这样说话的时候，孩子内心的状态。

这个很简单。比如说，你在坐公交车的时候，你能感觉到边上的人是高兴还是难过的，对吧？当你去跟人谈判的时候，能够直觉地知道跟这个人谈话，不能太咄咄逼人，不然会僵局，或跟那个人一定不能说话太重，会伤到他，对吧？

我们每个人都有这个能力，所以对孩子也是这样，要用心体会。但是我们很难用一个相对简单的状态去看问题、去交流。现代人节奏太快，要应付的事情太多，往往总是处在救市应急的焦虑状态，一看到孩子某个情况，就会有很多担心，会顺着大众思路想一二三四五……未来的那些可怕的事情，往往忘了当下和孩子共处、联通、一体的那种感觉。

跟父母长辈的交流也会有这个问题，无论是对父母或者孩子，我们都担心他们不够健康、不够好。所以，看到父母的时候，看他怎么又这样了，总想要管制或者改变，会要求很多。如果家人的交流只有这些"预防性""治疗性"等目的很强的言行，会失去当下的真实交流，我们会忽略父母长辈和孩子真实的需求。

什么是当下的真实交流？可能只是陪他在一起，两个人不一定要找个话题说，就随便聊聊，陪在边上看看书报，坐一坐，大家都挺舒服的。老人需要的是这个东西，孩子需要的也是这个东西。

对待孩子也好，老人也好，需要的是处在不那么用力，不那么有目的，不是总想要去做什么的状态。大部分家庭并没有那么多需要担心和时刻准备去救火的那种状态。**如果你处在一个相对心平气和的生活状态，你的健康、人际关系、事业也容易保持在这个状态。**

第十章
气味厚薄与开阖：神农时代的药物观，
神、气、形的借用

刘邦得天下的缘由

关于经络穴位、针灸按摩、导引祝由，把这三个部分合在一起讲，是因为治疗者直接切入到对方的神气格局中来，即"以我之神气，调彼之神气"；而草药是医者借助草药的"神、气、形"来调整病人的神、气、形。

常有人会问，针灸和草药有什么区别？或者说，这两个东西哪个好学？我的感觉是，针灸比草药要单纯一些。为什么呢？因为针灸治疗的重点在医生本人的神气状态，和他对病人神气的感受。所以，医生自己就是一味药，而且这味药是活的。看清了病人的气机格局，根据病人本气的虚实，医生当下可以想补就直接补，想泻就直接泻。

比如昨天那位患鼻炎的患者，她的三焦状况是一个残局，下焦虚，中焦淤滞，上焦闭塞。如果针灸或按摩，可以直接取穴下焦的关元、气海，或者肾俞、命门，然后中焦补一下中脘，然后用胃俞、脾俞，或者足三里流通一下，上焦呢，轻轻地开一下风池、外关。这是当下就可以调理的。

当然前提是你能够感觉到整体格局和细节。就像下棋，能直接看到整盘棋的格局和邪正分布，从而推测后面的变化，而不是在想象当中下盲棋。嗯，因为她有鼻炎，书上写的鼻炎一针疗法、两针疗法、五穴疗法，现在有很多这样的套方，是经验，可以参考借鉴，但离不开医生对当下这个实实在在的人的诊察，否则就像根据一张棋谱去下一盘正在进行的、随时变化的棋局，那是刻舟求剑。

草药难学，难在哪里呢？因为医生不仅要了解病人当下的气机、神机的格局，了解他邪正斗争的进退趋势，以及三焦上下、内外表里各部的开阖虚实状况。即使心中清楚这个画面之后，你还得了解每一味药物的气味厚薄、开阖补泻、寒热缓急，以及每味药进入不同体质人体中的不同变化，还有不同药物组合、不同剂量配比、不同炮制方法对药性的整体方向性的细微影响，这就很不容易了。

就像《史记》里刘邦和项羽的较量。项王力大勇猛，武功高强，战场上杀敌宰旗，克敌制胜，自己一个人能搞定的事还不是太难。等到刘邦打败项羽称帝后，在都城洛阳南宫摆酒宴，招待文武百官。问起百官他与项羽的区别，为什么他能够成功？大家都说是因为他仁义，顺应天下民心。

刘邦说了这么一段有名的话："夫运筹帷幄之中，决胜千里之外，吾不如子房。镇国家，抚百姓，给饷馈，不绝粮道，吾不如萧何。连百万之军，战必胜，攻必取，吾不如韩信。此三者，皆人杰也，吾能用之，此吾所以取天下也。项羽有一范增而不能用，此其所以为我擒也。"

里面提到了刘邦所任用的三位比他自己高明的人才。第一位是张良，他是历史上著名的军事谋略家与道家人物，能够运筹帷幄，决胜于千里之外。他不在战场，却能通盘考虑大局，运筹帷幄，预知未来趋势的发展方向，敌我交战的重点和趋向，己方进攻与防守的配比合度，行事准备的时机。中医遣方用药的首要任务也是如此，诊察入微，全盘考量，明其势，不执着于消除症状，一城一地的得失。

第二位是萧何，他的能力是固本开源，"镇国家，抚百姓，给饷馈，不绝粮道"。就像中医在慢性病的治疗中，非常重视"保胃气""存津液"，固护中下焦。一场慢性病的过程，就像长期战争，机体自身的资源保障，是赢得持久战的基础。否则打两天就断了粮，堵了经络，截了交通，那就自己乱了阵脚，败势已露，不用打了。

《伤寒论》里面很多方子都有三味药——生姜、大枣、甘草，是守中保胃气的意思。

在治疗温病，就是发热性疾病的《温病条辨》里，常常出现的是人参、太子参、甘草、麦冬、生麦芽、生谷芽，这些是为了顾护中气，保存津液。

四君子汤、参苓白术散、生脉饮、猪肤汤这些方子，就是类似萧何的作用。

第三位是韩信，刘邦的评价是"连百万之军，战必胜，攻必取"，这是进攻克伐的力量。以前老医生常说，有四个药可以治大病，但不能随便用，要看准，即麻黄、大黄、附子、生石膏，这几位药都像善于行军打仗，斩关夺隘的大将军韩信。

麻黄是开表气、破郁结的强药；大黄是开里气、化瘀毒的；附子对下焦元气将绝、垂死的病人有回阳救逆的作用；而生石膏善于消除上焦和中焦的积热，降气下行。

用药如用兵

古人说用药如用兵，开方子的状态，很像张良、萧何坐在大帐当中运筹帷幄，调兵遣将。一个合理的中药处方就像配伍得当的团队组合，君臣佐使，相得益彰。你需要熟悉团队的每一味药，就像熟悉手下的每一个干部和员工。

如果需要组织一个攻坚的快速特种作战小组，就像麻黄汤。麻黄的性子比较急，可以作为君药去攻坚，但是还得有一个配合他的，提醒他注意其他情况，包括考虑如何跟其他团队结合。

那个用来配合的分别是"佐、使药"，比较稳定的甘草放在中间，能够成为其他几个战略态势的一个汇合点，还可以补充粮草，搞好后勤保障。

"臣药"可以让桂枝来担任，加强了麻黄通达的支援力量，走的路线又是比麻黄更深入一些的血分，可以互为支持，这样要补充要推进，可以跟上。

做管理，带团队，你得了解每一个人的长处、性格、气质，而且你还要了解，这些不同的人合在一起，合化出来的是一个什么气和势。

每一味药物就像是每一个不同的人。昨天我们说到每一个人的神有厚薄、清浊，有气的虚实、开阖，还有形的强弱、刚柔，性子有急缓，这是最简单的分类。药势也有厚薄、清浊、虚实、开阖、刚柔、动静、急缓、走守。

这些不同的药性，以及进入人体后表现出的药势，古人常用"酸苦甘辛咸，寒热温凉，升降浮沉"来概括。你得非常清楚每一味药的色、香、味、形、质，品质的高下，气味的清正优劣。然后你还要评估，从大方向来看这个方子的阴阳寒热，虚实开阖，能不能跟这个人当下的气机、病机的阴阳寒热、虚实开阖相合。

至于具体到一组补气药里，比如人参、黄芪、太子参哪个药最适合这个病人的体质、气机；一组香药，木香、丁香、沉香、白芷哪个香的气味走向更适合某人的神机、气机，还涉及剂量如何调配，药品的质量管控等很多方面。

所以，要用好中药，是需要长期的临床积累和非常之细心的体会与揣摩。

药性与尝药

现在的教材把中药学和方剂学简单且固化了，所有的药物按照功效来分类，比如说第一章是解表药，解表药分为辛温解表、辛凉解表；然后第二章是清热药，再细分为清气分热、清血分热、清湿热、清热解毒等。再给不同的药物贴上看似有特异性的标记，比如黄连清心热、黄芩清肺热、黄柏清下焦湿热。

这些内容，对于初学者可以作为入手学习的方法，但如果整个现代中医的学生表述体系都还是停留于此，临床能力的提升就会裹足不前。但是呢，不少工作多年的医生与高校老师，大多局限于这些支离破碎的片段，学用很多，没有抓到方药的"本体"。

就像看待一个人，因为你是学法律做律师工作的，我们常常就把他归到律师这一类，他的"功效"就是处理法律问题，然后再根据他的特点，分别放到民事、刑事、经济类事务的岗位上。对于新手，这样没错。但是，一个律师只是一个表面的功效，背后是活生生的人，有特定的气质之清浊缓急，有体力之强弱，性格之勇怯，都在工作之外的特定场合。他可以是勇敢的战士、圆滑的说客、敏感的艺人、高超的厨师、严肃而有推动力的管理者。

所以，**重要的不是一个人的功效，也不是一个人的职业标签，重要**

的是这个人的身心特质。药性如同人性，如果这个人在做医生，就会以医师这个角色表达他的人性。如果有一天他去做厨师，炒菜炒饭，他还是在表达这个东西。扫地也是一样，所以重要的是这个人、这个药内在的本性。

没有人会愿意当做某种功效的固定角色，因为这样既限制了此人的全面能力发挥，也限制了机构解决问题的更多可能性的实现。

对于中药的认识，需要从这里入手来理解和学习。

前面谈到药性的厚薄清浊、虚实开阖、刚柔动静，就是每个药物的潜力，在不同的气机格局里，帮助人体不同层次的气血，调整到合适方向，达到平衡和调的状态。古人用"酸苦甘辛咸，寒热温凉，升降浮沉"来概括药性。

就像传统文化重视个人心性的训练，有句话叫"君子不欺暗室"，这是对自己真诚。不管知不知道，不管事情大小，所有都是这个人本性的外现。对于药物，传统的医学也是这么考虑的。

所以，对于中药和方剂的深入学习，要把药书上的功效和治疗范围当做古人的举例说明和回溯反证的线索。先从尝药开始，熟悉每一味药的气味、质地，体会进入身体后自己身心的感受。这个不难，跟品茶、品香一样，甚至跟吃饭、喝酒的体会感受类似。

参考药书，可以先从《神农本草经》或李时珍的《本草纲目》开始。《本草纲目》的内容很全面，以时间为轴，把各代医家关于每一味药的记载都录了下来。有时看似各条目观点不同，但其实罗列了更多方位的参考。排在第一的就是《神农本草经》，然后有唐代孙思邈或者陶弘景的观点，接着是宋金元时期著名医家李东垣、张元素等人的经验，这样看起来很方便。

有很多年，我每天都会随手翻看《本草纲目》。有时候白天看病的时候觉得这个病需要一味药，味道最好淡而无味，这样不偏入血分，也不伤胃气，还得能通行表里之气，于是，看了一通之后，会挑出几个还不熟悉的药，第二天去药房买来10克，尝尝看。

威灵仙这味药就是这样找到的。记得有一整周的时间，每天早上我一到办公室，就泡一杯威灵仙喝，放得不多，和泡茶一样。它的味道很淡，刚喝下去，觉得全身上下的气机有微微流动散开的感觉。第一天，从9点到11点去了很多次厕所，这就是利水，而且全身皮肤肌肉都会有轻微酥酥麻麻的感觉，这就是通行经络的作用。后来还发现它有帮助肠胃运转的力量。

尝过之后，再看原文《本草纲目》就好理解了：威灵仙，气温，味微辛咸。辛泄气，咸泄水，故风湿痰饮之病，气壮者服之有捷效，其性大抵疏利，久服恐损真气，气弱者亦不可服之。

多次尝服之后，再用在病人身上，就心中有数了。用的时间长了，更会体会到这味药在不同身心特质和气机格局的人身上不同的作用方向、深度与广度。

附子这味药是在读研究生的时候尝的，此前已经用了很多年，也解决了不少适合使用的病情。当时在学校常常锻炼，还练过3个月健身，阳气本来不虚，再每天泡一杯熟附子汤，从早喝到晚。记得喝到第三天的时候，嘴里的黏膜就开始充血破掉了，接着又喝了两天，牙龈也肿了，舌头发麻，于是停下。这么体会过，以后再用在病人身上，就会务实一些。

上药、中药、下药

《神农本草经》很薄，这是中医四部经典之一，另外三部是《黄帝内经》《伤寒杂病论》《温病条辨》。这几本经典深入学习了，很多道理就容易明白了。

根据药性，《神农本草经》把药物分成了上品药、中品药和下品药三类。我们可以看一段原文：

上药一百二十种为君，主养命以应天，无毒，多服、久服不伤人。欲轻身益气，不老延年者，本上经。

中药一百二十种为臣，主养性以应人，无毒有毒，斟酌其宜。欲遏病补虚羸者，本中经。

下药一百二十五种为佐使，主治病以应地，多毒，不可久服。欲除寒热邪气，破积聚愈疾者，本下经。

三品合三百六十五种，法三百六十五度，一度应一日，以成一岁。倍其数，合七百三十名也。

上药可以作为一个方子的君药，"养命以应天，久服不伤人"。所谓"应天"，是这类上品药与清净的天之气相感应，帮助人的神稳定，通达苍天清静之气。因为这两者是互通相应的，《黄帝内经》里有"生气通天"之论，现代人久居雾霾，确实会增加内心的雾霾。上品药稳定神气格局，帮助人体收固精气，所以上品药有助于不老延年，长寿。

中药"养性以应人，欲遏病补虚羸者本中经"。上品药滋养生命的根源，中品药养性。命是先天的，得之于天，性是人体的特性、偏性，虚实寒热都是偏性。"中品药"能遏制病情，还能补虚，它有补有泄，但它没有说去疾。它不是直接去治那个已经形成的病，而是在气的层次进行调整。

下药"除寒热邪气，破积聚愈疾。主治病以应地"。天为阳，地为阴，天气清静，地气厚浊。这就是攻伐有形的病了。

这是三品药针对的三个不同层次。

看《神农本草经》你会发现有个规律，上品药很多都是延年益寿、安神定志、补益精气的。前面谈到关于神气清净的重要性，故宫有"乾清宫"，还记得吧？这是一个道理，乾也代表神气，上品药很多都有治神的作用。

上品药里的朱砂，在道家是非常重要的药，又叫丹砂。

朱砂的原矿是不溶于水的硫化汞，需要加工后才会得到汞。不少媒体的报道将两者混淆。硫化汞和汞单质是不一样的。汞有毒，会导致肝肾等器官损害。而硫化汞极难溶于水，很难被人体吸收。

古代医家有很多记录："朱砂忌火煅，火煅则析出水银，有剧毒。"朱砂里的硫化汞需要在坩埚等耐高温的容器中加热到一定的高温，里面的汞才会析出。

我们水煎的汤药，温度都在100℃之内，常用量也很微小，也不需要长期服用，所以对于人体是安全的。而且，朱砂对人体的有效并不是它的物质成分，而是信息，一种类似阳光一样温暖而稳定的保护性信息场。古人把它放在《神农本草经》的第一条是有道理的。

但现在关于朱砂有很多负面说法。常有人问：朱砂不是有毒的吗？

我有点无奈，有时遇到熟人我就这么说：即使直接吞服朱砂末，您肚子里的温度最多也就 42℃ 吧，那还是发高烧的状态，即使是这个温度还是不能把里面的汞提炼出来。如果 0.1 克入汤剂，放在水里煎煮，最高也就 100℃，汞还是析不出的。

道家有服食朱砂或者含有汞等重金属的特别修炼方法，有特殊的加工工艺和特定的修持方法的，仅仅适合很少的一批经过修炼、身体清净、气脉通达的人，还需要有老师指导，非常人思维能知晓。

如果用我们有限的所知来揣度妄议，恐怕不太明智。没有实地的调查研究，就没有发言权，不过多看看书，能减少我们的浅陋、鄙薄。

前些年曾经看过一本关于印度阿育吠陀医学的书，是一位美国人在印度和尼泊尔多年学习的记录。阿育吠陀医学是该地区的传统医学，也有千年的历史，里面有很多关于气脉、明点、矿物药，包括朱砂的特别制作方法。现在在印度还有专门的阿育吠陀医学院和医院。

一切都是药

关于中药，我们现在都习惯从物质层面去考虑，然而，正确使用中药的前提，是从能量层面和信息层面去考虑。从能量的角度而言，药物进入的时候，是通过调整人体气机的运动来发挥效能的。每个药物有运动的方向（升降浮沉、开阖），有作用的起始层次和布散的范围。历代医家用了不同的语言和体系来表述，比如表—里、阴—阳、气—血；温病学派的卫—气—营—血、上焦—中焦—下焦；张仲景《伤寒论》里的太阳—少阳—阳明、太阴—少阴—厥阴，这里的重点是不同的层次。

比如我们常喝的薄荷，大家觉得薄荷是作用在上焦、中焦还是下焦？

听众：上焦。

李辛：是的。大家有没有感觉到喝了之后，它是在肺部、胸腔、咽喉、头面，向皮肤肌肉表层这样慢慢开的。那么，生姜呢？

听众：上焦和中焦。

李辛：上焦为主，但它的作用层次比薄荷深入一些，从中焦开始，往上往表。

咖啡呢？

听众：咖啡应该是上焦。把气机拉起来。

李辛：首先，它是寒的还是热的，凉的还是温的？

听众：温的。

李辛：对，是开还是阖？

听众：开。

李辛：是开。茶叶也是开。咖啡比起前两位薄荷和生姜，其实是偏重于中焦，偏温偏开，还能稍微往下、往里边走深入一点点，就是到下焦表层。

那么你们觉得咖啡跟龙井茶相比，哪个是清？哪个是浊呢？

听众：咖啡是浊，龙井是清。

李辛：对，哪个厚哪个薄？

听众：咖啡厚，龙井薄。

李辛：对。这就是中医对药性的一个直观体会。再比如，我们常常用来做红烧肉的肉桂，它的气味比前几个又厚些，更温一些，对吧？你们觉得肉桂走的层次跟咖啡比哪个深一点？

听众：肉桂深一点。

李辛：是的。如果老人尿频、关节痛、腰痛，或者妇女痛经，一般会开肉桂。这个药能走到这些层次。

再举个例子，你们吃过豆豉吗？它是作用于三焦里面哪一层次？

听众：下焦。

李辛：药用的淡豆豉入中焦。做菜的是盐豆豉，咸了，能引入下焦，这就是炮制的作用，改变药性和作用方向、层次。

淡豆豉是在中焦，平平舒展开的，还有一点微微往外透，所以常常用在中焦不足的虚人外感。而加了盐之后，它就往下走了。

再问一个，醋的力量是开还是阖的？

听众：有开也有阖。

李辛：是阖中有开。觉不觉得？醋复杂一点。比如说茅台，是纯然地开，还有甘缓和中的力量。茅台的开是通达的。

这个醋虽说是酸味的，也有五味陈杂的感觉，这就是清浊之别。茅台气清，米醋气浊。

如果把这酒和醋当做文学作品，茅台可以说气味醇正。古人把自鸣得意、格局不大的读书人叫酸秀才，一酸，清正、中正、宽宏的气就少了。

这是意会，中国文字是象形、会意、指事，如果你皱着眉头，神情紧张地跑来，拿着标尺要来界定它的概念、主题、逻辑，那你还是去学别的吧。但如果能会意，学中医就好办了。

比如，这朵兰花你们觉得清还是浊啊？

听众：清。

李辛：是的。假设有一个人，他最近吃的比较多，然后整天上班开会，想得多，也没时间运动，很早起来，很晚睡觉，中焦运化不利，早上起来，嘴巴发黏，有点臭，舌苔厚。你们说这个人是清还是浊？适合喝咖啡还是喝茶？

听众：浊，适合喝茶。

李辛：这个兰花的气味，是接近咖啡还是接近茶？

听众：茶。

李辛：是的，兰很清。所以古代拿兰花治疗肥胖、湿浊。在中医眼里，每样东西都是可以做药的，比如说这块抹布，什么感觉？

听众：黑、浊。

李辛：浊，什么样的人适合用这类东西？

听众：太清的人。

李辛：对。假设有这样一个人，他身体太干净了，干净到非常消瘦，也非常敏感，吃什么都会拉肚子，消化不好。这样的人可能精神上也有些洁癖。怎么办呢？现代科学说，你可能需要一点酵母片、纳豆或者是酸奶。酸奶、酵素其实是一种增加浊性的东西。

水清则无鱼，体质太清，提供生命运化生存的养分就不够了。吃这几样东西，包括豆豉、臭豆腐或老北京的豆汁，都属于这一类。

要是不巧都没有，那用什么呢？

听众：锅灰可以吗？

李辛：不是。我们按照古人的思路来打个比方。比如，灶台边这块油抹布，3 年以上者为良。剪下一块放在瓦罐里面，密闭，细缝用泥巴给糊上，下面用小火烤。这个火有讲究，最好不要用炭火，也不要用煤油火，用柴火，把它碳化，叫烧灰存性。什么叫"烧灰存性"呢？里面那些物质化的东西去掉了，但是它担任抹布工作的那个海纳百川、藏污纳垢、宽容大量的"性格""信息"还在里面。

如果是一个完全科学化的头脑，肯定会认为我疯了。但这是古人的思路，大家有空，可以翻一翻《本草纲目》，里面的水部、土部、人部，各种我们现代人无法理解的药都在里面。看一看这些，能帮助我们理解古人用药的思路，理解药性中和信息有关的一个层面。

信息化治疗

再说说灶心土，灶心土我用过很多年，现在好的灶心土很难找。大家都不用烧柴火的土灶了，即使是农村，纯烧柴火和草秆的泥巴灶也不多了。土灶底部中间的那块泥巴就是灶心土，有温热之气、收摄之气，能加强我们的中焦。

有位女士，更年期月经出血不能控制，已经快半年了，西医做了几次刮宫没效果，说要是还不行就得把子宫切掉。

她是胖胖肿肿的体形，容易拉肚子，这是中焦虚。脸和腿也肿肿的，代表什么？下焦虚。睡觉也不好，说明正气已经虚到阖不住的状态，月经过多也是阖不住。

后来用了一些药，把中焦、下焦阖起来，白术、茯苓，小剂量的人参，不能用多，用多了内部气机压力会过大。整体气脉不通，压力又大，就会出血更多，这叫"迫血妄行"。再用一点点附子和肉桂，补充中下焦阳气，但也不能大量用，还需要一样东西把这个虚散不收的气机格局收住——灶心土。后来病人的出血就好了，不需要做手术了。

你要说成分，灶心土有什么成分啊？泥巴。它的成分能止血么？不能。而它携带的信息就能。这就是取其气，温中补虚；取其性，收摄涵固之性。

朱砂的治疗原理

前面说过的朱砂，在《神农本草经》里面叫丹砂，是第一味药，有的版本是第二味药，总之排名靠前。它也是道家医学里重要的一味药。

《神农本草经》说丹砂"主身体五脏百病"，听起来是不是有点像"包治百病"的感觉。"养精神，安魂魄"，还有"益气明目"。

下面部分的内容，在我们大学教材里见不到。

"杀精魅邪恶鬼""久服通神明"，还写了一句，"能化为汞"。这个能化为汞，中国人早就知道，古代道家炼丹术是非常之发达的。汞有毒也是知道的，秦始皇的陵墓以汞为海，保存尸体，防后世盗墓者。

我第一次看到"杀精魅邪恶鬼""久服通神明"的时候，也看不懂，觉得很怪，但是存疑，放在心里，看不懂就先跳过去。

不要因为看起来不科学，就把门关上，这样会让我们永远不能理解它。有疑问的部分可以先放着，对任何当下还不明白的东西，可以有这么一个心态，这样会对我们日后的理解和贯通留一条路。

现在不是战争年代，没有人逼着我们马上站队表态是效忠哪一方，不需要立刻表态"我反对"或者"我支持"。我们有足够的时间去品、去尝、去体会、去领悟……慢慢把心、把眼睛都打开。实践出真知。

前段时间我的师母去世了，80多岁，大家一早就去火葬场参加告别。我因为比较敏感，经历过很多次类似场合，有事先的防护准备。一起去的一个师妹，觉得头晕、心慌气短。原因很简单，那里的气场是悲哀、混乱的，而且不少人会害怕，这些感受是现实存在的。

从中医的角度看，那里是生命离开的地方，是魂魄脱离肉体的地方。小孩子，或者身体不强壮、精神又敏感的人就容易受到影响。看到师妹有点晕，我就拿出准备好的一小瓶朱砂，用手指蘸了一点朱砂粉，在她头上的百会穴抹了一下。抹完之后就几秒钟，她就觉得精神突然清晰了，眼睛看东西也明亮了。这个就是它"养精神，安魂魄"和"益气明目"的作用。

朱砂的明目作用，不是那种原来近视500度，现在一吃一抹减到200度。它是把你的神受到的无形干扰去掉了，觉得心清目明。

前面说过，有的病，原因是物质层面的；有的病，原因是能量层面的；还有的病是信息精神层面的。朱砂这些矿物类药物适合那些在信息层面、精神层面受到干扰、侵袭的病，类似的药物还有生磁石、生龙骨、代赭石、琥珀、紫石英、雄黄，等等。

这些矿物类药的作用与效应，和现代的化学合成药物（常见的如磺胺、青霉素、激素类）或者生物提炼药物，比如黄连素、吗啡、阿托品、奎宁、咖啡因不在一个层次，前者是精神—信息层面，后者是物质—肉体层面。

这些作用在精神—信息层面的矿物类药与我们熟悉的常用中药也不一样，常用药中，比如甘草、大枣、莲子、当归、黄芪，等等，是作用于气的层次，属于能量层面。

在这个意义上我们就能理解，为什么《神农本草经》说朱砂能主百病了。只要是因为精神—信息这个部分导致的问题，影响到肉体层面产生各种各样的症状，无论它被现代医学定为何种病名都有帮助。

我们的教材丢掉了什么

再举个例子。2012 年，我的好朋友的女儿，3 岁，一个礼拜不能好好睡觉。孩子平时住在国内，这次去欧洲旅行，先是住在法国一个古老的修道院改建的宾馆。那几天就睡得不太好，然后去乡村散步的时候，还被大狗吓到一次，之后就不能吃东西，也不能好好睡，晚上经常会惊醒。

西方的教堂、修道院附近常有墓地，这种地方在中医看来，都是阴气很重的地方。

我曾在英国伦敦一家修道院改建的宾馆里住过几天，那里很有名。墙上挂着伊丽莎白女王和查尔斯王子的参观照，窗明几净，阳光很好。院子里有几棵老树，藤蔓植物粗壮的枝干布满了院墙，一直爬到屋顶，角落里也有一片修士的墓地。

早餐很好，午茶很好，坐在围廊白色椅子上看花，很美，一切都好，就是晚上睡不好。很多奇怪的梦，显然不是自己的经验，哪里来的？这个环境里所存有的信息。

最奇怪的是，连着两个早晨起床后，心里很严厉，吹毛求疵。我和太太就开始互相挑剔起来，挑剔的方式和内心状态也不是我们所熟悉的。连续两天都是如此，第三天晚上，我们给自己涂了些朱砂，这些问题就消失了。

回到那个睡不好的小女孩，她妈妈给我打长途电话求救，我让妈妈给孩子抹一点朱砂，在头顶百会、膻中、手心、脚心都抹一下，当晚小女孩的睡眠就好了很多。这个药对神气敏感、容易受外界干扰的孩子非常好用。同时用了另一个小茶方：生龙骨一小块，五味子六粒泡水喝，几天后她就完全恢复了。

生龙骨是什么？是古代哺乳动物如象类、犀牛类、三趾马等的骨骼化石。我们先看看《神农本草经》是怎么说的：

> 味甘平。主心腹鬼注，精物老魅，咳逆，泄利脓血，女子漏下，癥瘕坚结，小儿热气惊痫；齿，主治小儿大人惊痫癫疾狂走，心下结气，不能喘息，诸痉，杀精物。久服轻身通神明，延年。生山谷。

在目前大学《中药学》教材里是这么描述的：

【功效】镇惊安神，平肝潜阳，收敛固涩。

【应用】1. 用于心神不宁，心悸失眠，惊痫癫狂……

2. 用于肝阳眩晕……

3. 用于滑脱诸证。本品味涩，凡遗精、滑精、遗尿、尿频、崩漏、带下、自汗、盗汗等多种正虚滑脱之证……

这两个的差别是不是挺大的？不光是表述用的语系变成了现代人熟悉的脏腑辩证语系，一系列独立的症状群看起来更加逻辑化，有利于现代人的阅读理解，但是，这里面丢掉了什么？

首先是"神"的部分，生龙骨所有的功效，都是建立在"调神"的基础上。然后是"收敛精气"，这个收敛的作用，与五味子、乌梅肉、五倍子的作用，不是同一个层面的。龙骨是在精神与信息层面，后者是在能量与气血层面。

离开了这个立体理解的基础来学习和教授传统中医，显而易见的结果是：年轻的医生会因为缺乏对肉体—能量—精神三个层次的清晰认识，在临证处方时就按照教材所列的症状群或症候群，以脏腑的逻辑排列来选用药物。

这个过程中，五味子、乌梅肉、五倍子、龙骨都被划入了具有收敛作用的类别里，每个药物各自在哪个层面发生作用就被模糊了，包括它在所作用层面的方向性，升降与浮沉，在气还是在血，动与静的细微差别，厚与薄的补泻流通程度都不清楚了。

这么一来，传统中医学对药物完整的认识框架，与精微的使用指导就被平面化、简单化了。缺失了对人与自然、生命的内外交感流通的全方位认识的大背景，缺失了建立在精气形神、四气五味、升降沉浮、开阖动静的理解与表述框架。

生龙骨"主治小儿大人惊痫癫疾狂走"，在我们的教材解释为"龙骨质重，有很好的镇惊安神之效"，难怪有反对中医的人说，秤砣也很重，会有效果吗？为什么猪骨、牛骨不能当龙骨用？不都是"钙"吗？

如果只是从古人的经验来回答，很难令人信服，其实这些疑问，我们在读书的时候也有。如果老师无法清晰地解答，只是照本宣科，很多同学就可能对中医将信将疑。

这里提到的"鬼注""精物老魅""杀精物"，都是精神和信息层面的致病因素，当然我们可以一概否认，以"幻觉"和"古人愚昧"来一带而过。几十年来，我们的思维习惯已经牢牢地建立在"有效成分""取效剂量""血药浓度""代谢过程"这些物质层面的考量标准。

各位有兴趣，可以去查相关资料，自己找答案，会发现一些规律。前面的朱砂提到"杀精魅邪恶鬼"，再有一个线索是雄黄"杀精物恶鬼邪气百虫毒"。

就像小孩子胆小，晚上特别害怕，她说她看到了鬼，她怕啊，爸爸、妈妈往往说不要乱讲，哪有鬼呀！

咱们不要争论有没有，没有调查就没有发言权，可以试着调查一下，国内外这方面的资料不少。当你周围有合适的案例，可以用朱砂试一试。

顺便提一下，秤砣也有效用，但和龙骨不一样，有兴趣请参看《本草纲目》"生铁落"条目。

超出医学范围的"邪病"

有一个案例，以前也讲过，一个浙江小女孩，9 岁，常常忽然就"扑通"摔倒在地上。父母在半年里花了几万块钱带她到处检查，诊断好几种，有说癫痫的、癔症的，但查不到原因，也治不了。

我把脉、看舌苔、问完病史后，就再问父母，小孩子有没有看过恐怖片或者其他特别的情况。她父母说，发病前就是跟另外两个小女孩一起看恐怖片，那两个小女孩没事。这个小孩就开始白天看到鬼，晚上不能睡觉，常常突然就摔倒在地上，几个月下来又黑又瘦。

现代医学的治疗，一般就会给她用各种精神心理类的药物。其实现在成年人被诊断为抑郁症和精神病的，它们有一部分是心理病，有的是精神病，这些属于医学范畴；有的其实是鬼魅精气致病，是不同层次的原因。

另外又问到孩子家里有什么特殊的情况，他们家喜欢收集古董，这也是一个因素。不少古董都是坟墓里的陪葬品，阴气会重一些，古董会带有过去的信息。

我原来有个朋友也是收古董的，曾经送给我一支玉簪，我拿回去当晚发生了一些特别的现象，第二天就把它送回去了。这些有不少是古人至爱，每天把玩摩挲，精神气血都贯注其中，自然会有过去的"味道"和"气息"。

举这些例子，不是说所有古董都有问题，是为了帮助大家理解中药的原理，不仅仅是物质层面的成分、化学作用，还要留意和体会"神气"层面的力量。

一切有形的物质，也都同时是有气息的，前两天说的百衲衣，也是这个原理。过去农村身体不好的小孩子，要找一个身体好的、良善之家的人做干爹，其实就是接通无形层面，借点正面的"神气"，这个道理很简单。

这有什么迷信的呢？不然，大家祝生日快乐，健康长寿，这些不就都成了迷信？这些其实是无形的能量与信息，已经贯穿在每一个人的生活和思想中了，不光是东方，西方也一样。西方的和疗医学（注一）、花精疗法都是同样的原理。尤其是和疗医学，是把治疗物质多次稀释和震荡，最后口服的溶剂中甚至检测不到该物质的有效成分。

....

【注一】作为一种有效的个体化诊疗体系，西方和疗医学（顺势疗法）也是从精神信息和能量层面入手，来调整人体的"无形层面"，进而改善和治疗肉体"有形层面"的病患，如同传统中医学以调整"神"与"气"为中心。

也就是说，我们使用的某种药物，除了物质化的成分作用于肉体组织，更有能量和信息层面的力量，影响生命体的能量和精神（信息）系统。

这也是和疗药物的制备过程中比较有趣的部分。为了尽量减少药物在物质层面的作用，更大发挥该药物在能量和信息层面的力量，和疗药物的制备的基本程序是，用水反复稀释和强烈震荡。

常见的稀释次数为 6 倍、12 倍、30 倍和 200 倍，最后得到的药剂甚至几乎检测不到原始物质的分子，却获得了该药物的信息与能量，或者说某种"势能"。稀释的倍数越大，可以发挥治疗作用的势能就越大。药剂的稀释次数越少（称为低势能），功效越小，作用持续时间越短。

但是，仅站在物质层次做研究的现代人，往往会质疑和疗药物里几乎没有任何可以检测到的成分，因而怀疑它的有效性。近几十年，西方做过大量关于和疗有效性的临床研究，可为佐证。

尽管和疗药物的治疗机理和中医有很大不同，但关于对和疗医学的药物信息有效性的理解，不妨以中医的角度来思考，如参考《本草纲目》的"水部、土部、金石部、人部"等篇章。

....

我就跟孩子的父母老实说，这个小女孩的情况已经不是医疗范围能处理的，我可以给你开一些药，调理她的脾胃，保护正气，也加了一点点朱砂拌茯苓（朱茯苓）。然后我接着问，你们家有宗教信仰吗？他们说信佛。我说那就试试去找寺庙的出家人，请他们做法事消除违缘。

他们正准备离开的时候，那个小女孩又发作了，完全没有任何征兆，"砰"一下，像块木板倒在地上开始抽。

大概一个月之后，他们回来了，当时小女孩的情况已经好转很多，他们已经做过法事。我也很清楚，这个好转不全是中药的作用。朱砂虽然有作用于精神—信息层面的力量，但是对这个孩子来说，力量还不够。真正发挥作用的是信息方面的措施，直接作用在相应的层面。

西方也有这样的情况，我会建议他们去找神父。在西方也有这个传统，有的神父是在教堂布道，服务于大众和社会生活的，还有的在修道院修炼，叫修士。据说还有很少量的修士有这方面的能力，俗话就是"降妖伏魔"的能力。按照道家的观点，修到这个能力的前提是"必清必静"，这也是《黄帝内经》的说法。

学习一切学科的共通规律

现代教育体制下的青年中医，如何学习"真正的传统中医学"？如何在临床中有效地积累经验和感受？如何有内在逻辑地表述这些经验、感受和认知？

现代教育学和认知学认为，任何学科的学习过程，都遵循着同样规律，其背后是个体心智发展的扩展与深入。

学习中医也不例外。这个过程，首先是建立根植于这门学科完整的认识论。中医的学习在这个阶段，是学习对生命与健康、疾病与身心的认知。这个部分来自经典的阅读自学，以及通晓这门学科的具格老师的言传身教。

其次，逐渐形成符合该学科的认知和思维模式，学习利用其特有的表述语系与特有名词、概念来建构认知和思维模式。这个环节来自放下已知，以及谦虚好学的心态，与新概念、新体系的反复记忆、体会、思考，与其他学科的融会互通。

再次，在建立该学科特有的认知思维模式、熟悉它的表述方式和语系后，通过实践与训练，把该学科的认知逻辑在现实中找到对应物，这是一个知识经由实践而内化的过程。

这个环节来自大量的实践。中医作为一个与生命、能量、信息打交道的学科，不仅需要学习现代医学关于物质化身体的知识（解剖、生理、病理、细菌、微生物、寄生虫……），真正重要的是对"神与气"这个精微部分的感受与体验。

只有通过必要的训练（静坐、站桩、太极……）提升觉受力，加上按摩、艾灸、刮痧、针刺、采药、传统炮制、尝药，才可能完成这个从第一环节到第三环节的完整内化过程，才可能真正成为一个具格的中医医生或者中医老师。

因为这样的医生，他很清楚经典所说的"正气存内、邪不可干"到底是什么意思，在具体的每一个病人身上、能量层面的气血变化上、精神层面的互感领域乃至当下自己的身、心、意部分，正在同时发生什么。

他不会忖忖这个"邪气"到底是寄生虫，还是细菌病毒，也不会寻思这个"正气"到底是免疫系统还是血液成分，更不会自惭形秽地怀疑，为什么不用"细菌感染、免疫紊乱、微循环障碍"这些"看得见，摸得着"的现代语言来表示病变原理与进程，而用"湿热、神气逆乱、淤血阻络……"这些在精微层面的实况描述。

当一个中医医师或者老师还在做概念思维、概念教学，乃至概念性临床实践时，他可能还没有真正认识中医，没有建立起这个学科完整的认知—表述—实践体系。

现代医学与传统医学，是关于不同生命层面的两套知识，关于物质化肉体，与能量—信息化的无形身体的描述，自然有其不同而特有的角度、认知与概念、语系。

学科、知识、传统在千百年中不断发展完善，为每一代人实践、验证，由每一代优秀的个体、智慧的心灵传承流转。我们能否意识到个人生命的短促、心智的局限。常常有一些人，慷慨激昂地宣称"全盘否定中医"，或者站到另一边高喊"西医无知、不如中医"，他们就像不成熟的孩子，没有意识自己的局限——对世界、对于自己所知所言的受限。

在人类的认知与思想领域，发生冲突的永远是局限而偏激的个体。

如果我们多一些"生有涯而学无涯"的谦虚与谨慎，就会减少沿偏激的个体情绪—认知—行为模式的无意识驱动，轻率地做出判断。

文明的历程

学中医的方法，就是体会。

体会自己的身心，体会精气形神各个层面的细微变化和规律，在越来越细微化的身心感受基础之上来体会外物、体会他人、体会外在世界与内在世界的交感互通。

只有经过这一训练过程，才可能真正理解传统中医所用的表述语系，沉潜于其中，在自己的生活中观察万物的阴阳变化，体会到神气的流动与开阖，以及病人身上的寒热虚实和风寒燥火。

现代人学习中医，如果能够保持学习精神，不拒绝现代科学与哲学，比如现代医学、物理学、心理学、科学哲学，学习其语言和表述习惯，及其所揭示的关于客观世界的另一象限的知识和观察，那么就有可能进行传统与现代的对话，更容易向现代人介绍中医讲的是什么。

难吗？并非想象的那么难，就是跨学科。

就像一位物理学家，他可以同时成为一位艺术家，科学的理性思维带来现代维度的部分"实相"，艺术的直观思维，帮助他获得自然维度的部分"实相"，两者可以融合互补，构成相对更完整的关于存在的面貌，就像拼起一个立体画面的不同部分与不同层面。

就本质而言，人类所见所知的"实相"，只是"识相"，是人的心灵所映射的结果。人类的观察能力与心智的运行程序，是受到社会环境与文化的强烈影响和制约的。这个影响已经成为每个人与生俱来的背景知识，是更大的、更加无形的"限制"。

就像前面谈到，一个学科，会受限于该学科所观察的角度、维度、层次，以及用来表述该学科的语言、概念、学术体系的限制。这两种限制造成了人类思想与认知的受限，一种无意识的受限。

第一层次代表宇宙的本源，古人称之为"道""混沌"或"太始"，本来如是的存在；第二层次代表人类可以达到的最高认知水平，可以用"心灵之光""智慧""真理"来指代。

这两个层次分别是主体与客体的最高层面，人类在此相遇，耶稣基督与老子、佛陀在此握手言欢，各民族的圣人与智者在此会心。

第三层次是不同的人类的组织结构、社会文化、价值观、群体意识，这个部分有很多"风俗习惯""教理法规""伦理道德"……

再向下分离的第四层次，是不同的学科，不同的表述习惯、语言文字，和大量无休止的争论与讨伐。

后两个层次，因文化、人种、地域、时代而千变万化，也是人类社会一切争端与冲突的源头。

打个比方，西方的传统故事中，人类因为误食智慧之果，形成自我意识，而知道了"我、你、他"之别，与上帝同在的纯然喜乐从此断离，被逐出伊甸园、流落人间的故事。

东方的传统故事中，也有太始之时，太初之境，那时候时间与空间尚未分化，混沌一元而人天合一的传说，后有好事者凿开混沌之七窍，开通心智意志，后天意识成为主导，而天人途绝，以致天下纷纭、杂说陈然，而以智力相雄之弊。此弊流传至今而不绝。

文明的开始，源于意识的肇萌，而文明的发达，如果只是片段化的知识和概念的泛滥与垄断，从某种意义上讲，更需要警惕。

针灸的补泻效应

学生：艾灸和针灸如何来完成补泻？

李辛：等你的感知力越来越细微后，直接能够知道。我在大学毕业之后，每个周末就帮妈妈做艾灸，当时还帮一个老师灸。有一天晚上，印象很深，在他后背艾灸膀胱经穴位，做到某个点，感觉穴位里就像有喷泉一样往上涌，像是把悬空的艾条顶起来的感觉。

这种感觉，说明是实，"实则开"。人体内部有多余的能量，自然会向外扩散。"虚与实"是实实在在的，训练之后你能感觉到，不是推理。

虚是什么感觉？艾灸悬在穴位上有被吸进去的感觉。当时我一下子就理解了穴位是"神气游行出入之所"。古人不虚言也。

虚的地方，灸到一定时候就满了，满了之后就没有吸力了。后来，我发现如果自己足够放松，拿着艾条的手会自己动，病人后背的气场会在艾灸过程中变化，把你的手，其实是艾条引导到身体需要的地方。

这个状态常常发生在双方都很放松，艾灸师"虚己忘我"的状态。如果艾灸师心不定，注意力不集中，或者目的性太强，虽然专注，但执着、用力，就感受不到这些了。

这个时候，还需要考虑补泻吗？前面说过，补泻的功效，第一是建立在病人本身的状态上；第二，和操作者的意向有关。但是是病人本身的状态决定了你能够补还是泻，而不是操作者主观想要怎样。

如果病人不虚，你却要补，就会干扰到他；反过来，病人需要补，你却去泻，也会干扰到他。

所以诊断与辨证的目的，是如实了知病人本来的状态，以及当下的神气形决定了开阖补泻方向。医生只是顺应趋势的精巧执行者，而不是妄作妄为的主导者。

比如灸前面腹部区域的时候，常常会有病人说"我觉得热量好像灌到了腰里面，灌到了小肚子"，说明这个人本身下焦虚。

如果把人体当做一个动态的太极球，跳出皮肉筋骨和经络穴位的习惯思维，不管从哪个位置补，能量都会自动灌注到它需要的地方，最后达到均匀。均匀之后，虚实的势能差别逐渐消失，成为平常。平常就是无病，这就是针灸治疗的真实作用。

灸腹部关元，敏感的人会有热能灌到腰里的感觉。腰里灌满了之后，"实则开"，会有两种可能，一是往下肢足部走，经过关节，最后通到脚上。在这个过程当中，会感觉到原来集聚在下肢、腰部的风寒湿火会从手脚的缝缝里流出来，就像小空调在往外吹一样。同时，患者的局部肌肉还会有轻微的抽动和调整，操作者常常会感觉到寒湿或者郁热从病人的艾灸处，甚至整个下肢、躯干部散出。

这个过程当中，患者的肚子里有时候会"咕噜咕噜"响，肌肉会跳动，还会出现排气、打嗝。

灸到这个状态，意味着人体气血得到补充，原本迟滞的气机开始重新运转，阻塞的经络重新接通，内外的开阖交流恢复了。医生所要做的不再是补虚泻实，而是保持这个稳态，帮助机体在这个状态下维持得久一些。"经气已至，慎守勿失"，人体会自己完成一切调整。

第二种可能，腹腔、后腰里面的热能充足了以后，中焦、下焦气已经能通到脚上，然后就会往上向表面走。这个阶段，肚子里像开了锅一样，会放屁，大便增多、打嗝，这提示中焦的郁积开始外排。

有时还会出汗，甚至出一些很脏、很黏的汗，或者会有皮肤过敏，长一些疙瘩或者轻微的疮疡出来，这是艾灸增加了人体的能量。气进去了，该通的通，该排的排，它在鼓荡、在游行，这就是正气的作用。

针也是这样，学针灸，可以常常空出一个小时，待在房间里给自己扎一针。扎上之后，静心体会一下是什么感觉？以前说的像扔一块石头在池塘里，一层层的涟漪播散出去，自己身体哪里堵塞、哪里通利就慢慢知道了。

神交与气交

品尝草药的学习，要求高一些的话，最好有站桩打坐的基础，你的觉受已经比较灵敏了，然后再尝药。尝药的过程，先是看，可以细细端详，也可以只是看一眼。即使只看一眼，心里就会有感觉。

运用五官的时候，不需要太用力，重要的是留意外物通过五官进入身心的当下，内心的直观感受与意向。古人说的"观"是这个意思。重要的不是外形、味道、声音、触感，而是内心的映象。理解了这一节，就会更明白中医的"望、闻、问、切"。

望、闻、问、切会在内心产生直观的映象，思想也是如此。这就是古人说的"意根锐利"。比如，"地道药材"的"地道"这两个字，传递的气息就是很厚重、很实在、很稳定。

看，想，就会有知觉感受。你们看这朵兰花，它的气，是不是清雅淡然的感觉？闻一闻，有微微的香气，在身心上又是一层实在的知觉感受，你的身、心，甚至思想都会有变化；然后再尝一点，又是一层更实在的知觉感受。

现在讲的是传统文化里很重要的东西。看，是得其"神"；闻，是得其"气"；尝，是得其"味"。前两个部分偏于无形的层面，发挥无形的作用；后面就是物质层面，发挥有形的作用。

中医前辈告诉我们，学习用药有个不传之秘，叫做"剂量"。

剂量的大小，决定了所用药物，是用其偏于神气层面还是有形肉体层面的作用，也决定了进入人体后，是偏于"气分"还是"血分"。这里的"气"与"血"是指人体无形的能量层面与肉体器官等有形组织层面。

比如同一个方子，你们想象一下，对于感冒和肠炎这两个病，相对来说哪个方子的药的味道应该重一点？

听众：肠炎。

李辛：对。那如果是严重的便秘，肚子里有很多脏东西，药的味道是不是应该也重一点？因为这个病位与病性更偏重于物质化。再比如，我们喝茶，是取其气还是取其味？

听众：气。

李辛：红烧肉呢？

听众：味。

李辛：羊蝎子呢？

听众：味。

李辛：是的。什么叫泡茶泡老了？未得其气、未得其神，取到其重浊的味了。

所以中药煎煮的时间都按规定 20 分钟，合适吗？先要决定需要取其气还是取其味？取其气，就不能久煎，开锅几分钟就可以。比如薄荷、砂仁、苏叶都会写上"后下"两个字。滋补药，尤其是补肾、补下焦的药，药材本来就厚重色深，一般剂量也会比上焦用药量重一些，煎煮时间要求比较长就是这个道理。

所以君子之交淡如水，为什么呢？淡了，才清而不浊。神气交流，心领神会乃人生一大快事，其实两目一对，或者静心想一下就互相明了了。

还需要去吃一顿饭吗？你敬我一杯，我敬你一杯。这是酒肉之交，落于肉欲俗情了。却也是必要的，君子也是人，要吃饭的。只是在神—气—形—物上，每个人各有其侧重而已。

有段时间，每天看南怀瑾老师的书，南老师讲得很让人神往，其中有段话不知道大家有没有读过？

他在《现代学佛者修证对话》里说："欲界天人有男女差别，有笑、视、交、抱、触，你看我，我看你，彼此笑笑，相爱、拥抱、触摸，有性关系。不过层次越高，性关系的形式也越不同。焰摩天的天人是'执手为乐'，手一握住就达到喜乐的最高境界了。再高一点的天人，连手、身体都不用接，笑一笑就达到那个最高境界了。再高一点到化乐天和他化自在天，甚至连看都不需要看了，意识一沟通就可以了。"

所以说天人境界比我们高，不像我们，要身心合一才能达到很短暂的一点点喜乐。我们人类的性交需要借助形的合一，比我们高一点的天人境界是精交，再高一点的是气交和神交。

电影《月光宝盒》里面白晶晶的姐姐和猪八戒，眼神对上就怀胎了。虽然是个故事，但有非常深刻的内容，非常之绮丽宏大、细致入微。没看过的可以去找来看看。

所以古人有"神交已久"的说法，《黄帝内经》里有"气交变大论"，讲的是天地之间气运变化与人类疾病发生规律的关系。

茶与药，物与人

关于药物的气味厚薄。比如小孩子的病，如果是轻浅的皮毛之疾，病在皮肤、毛发、表面、上焦，像感冒这样的，药量和气味应该轻还是重？是轻。

有时候我经过楼道，闻到煎药的味道好重，到了病人家里问，是什么问题啊？说是六岁的孩子感冒了。都不需要看方子，就知道病轻药重了。小孩子普通的感冒是一个很轻的病，用点气开一下就行了。用很重的药，就浊了，就是"药势太过"。

大家都喝过茶，不管什么品种的好茶，泡多泡久了都苦涩。而且喝下去就一个感觉：往下走。胃气弱的人会马上觉得不舒服。为什么？本来喝的是清轻的气，泡久了取其味；这一重浊，没有了气化作用，也就没有了通利毛窍、清利头目、开通肺胃的作用了。

像龙井，喝下去有那种气血轻轻散开的感觉，然后再柔柔地顺下去；有的碧螺春还要再细腻一点；而大红袍就有点像茶里的将军了，气味相对雄壮，能够通经络，也能走到血分，味道也重些，所以还能消食。

千变万化的，就是"气、味"这个东西。

普洱呢？好的生普对肝病很好，有清轻流通之气，属于春天的生发之气。熟普既有开又有阖，能够带动气机微微地在那里运转，还有微微收的力量，显然，熟普作用的层面比起龙井、大红袍、生普，要更加深入一些。还是气味的原因。

尤其是储存得当的陈年熟普，茶叶的质感已经像放久的老叶子，茶汤清透，能够进入身体的细微层面，这就有化瘀行滞的效用，还能帮助气机收阖。这个感觉，就像是厚道的老人家，不慌不忙、不温不火、世事洞明、言行舒缓。很多有修养的老人，都有这样的神气，让人放松。因为这是一种沉淀、接纳而又流通不滞的气息。

学药，必须看《神农本草经》。这本书的分类思路，跟现在的教材不一样，分成上中下三品。归纳起来，上品药中不少是作用于精神层次的，或者说灵性层次的，这是第一；第二，能补益精气；第三，能稳定我们的精气神形的格局，帮助我们调整到比较容易跟外界接通的状态。

对我们来说，一台电脑如果不能上网，其实没有多大用处。按照古代的观点，我们的身体，尤其是气机、神机，时时刻刻在和外界交流互通。有很多东西是可以帮助我们提高接通能力的，比如现代人会戴不同的首饰，一直在用，但没有意识到它在这个部分的作用。

比如你们戴的水晶，天然的水晶，能够把你的信息能量场与这个世界的无形部分接通力加强。不同的水晶有不同的作用，对于那些比较敏感，精神、睡眠又不太稳定的同学，选水晶，不只是颜色喜欢就可以随便戴，这种时候，玉可能更合适。玉也是《神农本草经》的上品药。

还有比如上面提到的"生龙骨""生磁石"。但磁石也不是每个人都适合的，因人而异。再比如说，我们戴的金首饰和银首饰，有"镇"和解毒的作用。过去有的人家门口会放一个"泰山石敢当"，现在银行前面会放石狮子，都是取"镇"的力量。同仁堂的"安宫牛黄丸"和"牛黄清心丸"里面都会用上黄金；做的金衣，起镇心、安神的作用，寺庙一进门，会看到四大金刚，都属于这类力量。

如果现在还不能实实在在地感受到上面的例子，至少可以换个角度来看平时生活中的内容。它们都是节点，如同山河大地、日月星辰、巨石古树、教堂遗址……每个节点，都连接着这个世界和浩瀚虚空里与之对应的统一序列的信息。

人类从不孤单，也不孤立，只有紧紧自闭在小我意识之中的人才孤立。

我们戴的珍珠，是一种非常柔和、宽容、柔软的母性力量；还有钻石，它是一种非常深刻的但比较锐利的力量。

人清浊兼有，有偏性，所以会生病。《神农本草经》里说：上品药应天，中品药应人，下品药应地。上品药在神和精的层次。天，意味着清明之象。中品药一般有小小的偏性，所以可以补虚泻实，清热驱寒，把人带回到相对正常的状态，但主要是在气的层次。下品药应地，"地"是重浊的，是生化万物之地，是万物所归之处，或是藏污纳垢之所，是偏重于有形的。所以下品药治的是以有形层次为主。这是药物的三个层次。

上品、中品、下品的分类，也常常出现在传统文化的其他类别中，比如音乐、书画、诗词，乃至相面术，都是以"清"为贵，得"神"为上，气和气缓为上。

在脉学中，得神也是健康的要点。如何叫做"得神"呢？脉来从容和缓，不急不迟，节律分明。在望诊里，也有"得神者昌，失神者亡"的原则。

以前遇到一位写字的老先生，他告诉我，神完气足是好书法的一个标准。中国人所说的"品"，是这个部分。

古人说的"君子固穷"，不仅能够"安贫"。你在贫的时候也能保持这个东西，在富贵当中也能保持这个东西，这就离"乐道"不远了。

法天则地，宝命全形

今天讲一些《黄帝内经》里面的原文，来印证前面我讲的内容不是自己发明的，而是来自经典文献，是几千年无数医生和智者实践过的。到了今天，现代人能不能有机会与古代的智者同游共感呢？

如果阅读可以扩展我们的意识与生命的维度、深度与广度，何乐而不为？

《黄帝内经》分成两个部分：《素问》与《灵枢》。书名的解释有很多，"素"有纯粹、直白、本来的意思。"素问"这两个字，可以理解为关于生命本源的纯粹的问与答。"枢"有枢纽、转折、关键的意思，"灵枢"可以理解为关于心灵与精神世界的要义。

在《素问》第十四篇《汤液醪醴论》里有一段话很有意思。汤液和醪醴，是用稻米五谷制成，是两种剂型。清稀液薄的叫汤液，稠浊甘甜的叫醪醴。"醪"就是"醪糟"的"醪"，"醴"是美酒的意思，特别甘甜的泉水也叫作"醴"，美酒与甘泉自古到今都是良药啊。

"帝曰：形弊血尽而功不立者何？"他问，当一个人形体破败了，气血也耗干了，治疗就很难见效，这是为什么啊？

"岐伯曰：神不使也。"病人的神气没有发挥应有的作用，医生也没有办法调动了。

黄帝接着问，什么是神不使呢？岐伯回答："针石，道也。精神不进，志意不治，故病不可愈。今精坏神去，荣卫不可复收。何者？嗜欲无穷，而忧患不止，精气驰坏，荣泣卫除，故神去之而病不愈也。"

这段话大家慢慢玩味，为什么现在病越来越多，越来越不好治，可以从这里找原因。

还有一段，《素问》第二十五篇《宝命全形论》，这都是我在大学时反复看反复背的，觉得美得不得了。宝命全形，把命当作珍宝，保全形体的健康，和前面的"神完气足"可以配成一对。

这里是关于针灸的五个基本原则。

"故针有悬布天下者五，一曰治神，二曰知养身，三曰知毒药为真"。治神，神的静定专一是非常重要的；要知道养身的方法；要熟悉药物的四气五味等作用。

"四曰制砭石小大"，砭石就是古代用来调理气血、揉按穴位、放血用的石制器材，现代用的刮痧板，就是这一类的，但材料使用得更广泛。

"五曰知府藏血气之诊。"这是脏腑气血的诊断。

这又是关于医生的"内在训练"。身心作为精密的调节治疗媒介，其训练与调试是成为"上工""中工"的基础，是"本、体"；治疗用的药物、器材与诊断，是"用"。

每个时代的人都认为自己生活的时代是末世、末法时代，几千年前写《黄帝内经》的人，如果到了现代，不知作何感想。《素问》第一篇《上古天真论》以上古之世对生命的态度，描述了当时的人"以妄为常，以酒为浆"。

下面一段就很有意思了，还是《宝命全形论》一章，说"今末世之刺也，虚者实之，满者泄之，此皆众工所共知也"。末世的刺法是虚者实之，满者泄之，这是所有医生都知道的。但他提出了更高境界的针灸，"若夫法天则地，随应而动，和之者若响，随之者若影，道无鬼神，独来独往"。

这像不像金庸小说里的顶级高手？临敌的时候，浑然忘我，但对方一举一动，他能够如影随形，随应而动。针艾、按摩，当治疗者浑然忘我的时候，就能体会到这么一个东西。在《太极拳全书》里也有类似的文字，过去的武林前辈也有这样的描述："出手打人不是自己要动手，是给对方的动静形势给勾出来的。"

所以，学中医和学传统中国武术，有一个共通的好处，能让你实地触摸到中国文化里面的一些看起来很玄、很虚的东西。这些是无法用文字和思维领会的，如法练习，就有机会触摸到。

等触摸到了，你会真真切切地感受到这个文化传统的文明程度、成熟程度，对生命的了知程度，真是太深刻了。所以我常说，不是因为我们是中国人，又有五千年历史，就必须要弘扬传统文化，如果是被迫弘扬，那太累了。是因为这个东西真的好，但究竟好在哪里，得自己来尝。

大学的时候，我的一个好朋友是练武术的，一个很有神气的人。我们见最后一面的时候，是在北京中医药大学的操场上，冬天，下了厚厚的雪。他是练意拳的，王芗斋先生的意拳，也会打八卦掌。他跟我讲意拳前辈"一羽不能加，蝇虫不能落"的感觉，这就是以我知彼。然后他就在雪地上打八卦掌给我看，好美。

无以形先，可玩往来

我们接着讲《宝命全形论》，岐伯讲了针灸里"法天则地，随应而动"

的高境界后，君臣间的针灸问道又继续了。

> "帝曰：愿闻其道。岐伯曰：凡刺之真，必先治神，五藏已定，九候已备，后乃存针，众脉不见，众凶弗闻，外内相得，无以形先，可玩往来，乃施于人。"

这段话，我在前面针灸部分解释过，还是在讲"治神"，后面的"众脉不见，众凶弗闻，外内相得，无以形先，可玩往来，乃施于人"，讲到了针刺之际，忘掉脉象、症状，与患者内外合一，不被形象变化所牵引，玩味神气的往来。

> "人有虚实，五虚勿近，五实勿远，至其当发，间不容瞬。"
> "手动若务，针耀而匀，静意视义，观适之变，是谓冥冥，莫知其形，见其乌乌，见其稷稷，从见其飞，不知其谁，伏如横弩，起如发机。"

这两段话，很像武林秘籍，"至其当发，间不容瞬"，这是一种什么样的状态？

显然不是按照常规的治疗方案，像插秧一样，一根接一根地把针插进去，而是像两位武林高手的对决。是神气互感状态下的直觉反应，不容一丝半分的思索和杂念。

只有在神静定的状态，才可能观察到当下的变化，这些变化无法用语言来传递，因为是身心与神气的精微感受，只能用"冥冥""乌乌""稷稷"来意会。因为它无形无象，"莫知其形，不知其谁"。这些变化的背后，是"势"的消长。"伏如横弩"讲的是其势盛强，犹如张开的弓弩；"起如发机"描绘的是其势爆发外泄的那一刻。

> "帝曰：何如而虚？何如而实？岐伯曰：刺虚者须其实，刺实者须其虚，经气已至，慎守勿失，深浅在志，远近若一，如临深渊，手如握虎，神无营于众物。"

"如临深渊，手如握虎，神无营于众物"，是高度专注而敏锐的精神状态，才可能知道"经气已至"，也才可能"慎守勿失"。这是上工的状态。

"深浅在志，远近若一"，在《灵枢·九针十二原》里面有类似的一句话，叫作"迎之随之，以意和之"。在这个水平的医生，补泻是心念的作用。

这个好理解，针只是传递和接通神气的工具，比如一个桃子，就像坊间俗话，"我要恶心你一下，就给你个桃子；我要让你高兴一下，也给你个桃子"，完全在于心意。

一开始岐伯说"针者，道也，精神不进，志意不治，故病不可愈"说的是病人，如果他的神已经散了，志意也没办法调整安定，即使用对了方法，但还是好不了。对医生来说也是这样，如果医生自己的精神状态是散漫的，甚至意识不到自己脑袋里有很多杂念，精神是浑浊的，那怎么用针？

一个医生，可以拿到医师证，甚至做到教授，但如果他自己"精神不进，志意不治"，可能就辜负了自己，也对不起病人。

哪怕你是个磨豆腐的，或者扫地的，做什么没有关系。不管做什么，训练"聚精会神"，也许能由此入道。即使入不了道，或许能成为某一行的高手。

"精思入微"和"胡思乱想"

听众：我打坐的时候，感觉到身体里面的气慢慢在通，但下一次又是这样的过程。我想问气的常态是堵还是通？为什么会堵？怎样才能始终保持通畅的状态？还有，别人跟我说练功练气有养气和耗气之分，怎么才能养气？

李辛：我们先说一些大原则。你可以站起来给大家看一下你的状态吗？大家觉得她是相对充盈的还是有点扁的？

听众们：扁的。

李辛：她脸色也不是很亮，稍微偏黄一点，是吧？

好，请坐。打坐是阖的状态。睡觉啊，跟猫猫狗狗一起玩，养花养草，这些不用动心机的事情，就是阖；动脑筋、动心就是开。我现在就在开，你们也在开。

阖，就是把神气收回来。气回来了，气球才会慢慢充盈起来，原来扁掉的地方，堵的地方就会慢慢打通。你比较敏感，能感觉到。但每次充气没条件充满，而且之后又消耗掉了，于是又堵上了，所以每次都有这个感觉。这是正常现象，充满就是圣人了，我们现代人被生活和压力耗得厉害，都充不满。

充满了就是"神完气足"。道家认为"神满不思睡，气满不思食，精满不思淫"。临床上确实观察到那些性欲过于亢盛的，常常反而是比较虚的人。

当神气比较弱的时候，我们是在一个比较低版本的状态生活，幸福感和满足度是不够的，而且不太容易获得高层次的满足感，常常会处在隐形饥渴状态，觉得"缺"很多东西，然后更加向外抓。这是一个恶性循环。

在缺的状态下，能够让我们获得满足感的物质上的东西也就那么几样，这也是现代人有各种各样的成瘾怪习的原因，包括买东西、买房子、挣钱、打游戏、吸毒、滥交……甚至包括不停学习，到处去找老师，等等。

在一个慢慢地蓄的状态，怎么能够蓄的时间多一点、开的时间少一点？

对身体差的人，我有个建议，不要学得太多太杂。现在不少人身心疲惫，但学习热情很高，什么中医、国学、身心灵样样都不放过。要知道，搞脑子的事情，都是不同程度的耗。

不论善意还是恶意，都是意，起心动念都是意，意最好不要动得太多。当你身体弱的时候，神气是不容易收住的，精、气、神都易动，容易被外物、他人引动。这个时候，你会觉得这个也好，那个也要。在情感上也是这样，精、气、神不足的人，很容易掉入情网，容易被感动。

最近些年的环境，常常会使人进入"怦然心动""热泪盈眶""心潮澎湃""多情善感"这种情感波动的状态。而"神完气足"状态下的情感充沛，是饱满而稳定的，与敏感动荡不是一回事，就像"精思入微"和"胡思乱想"相距甚远。

经常处在"怦然心动"和"多情善感"中，就像小猫猫咬自己尾巴的游戏。但你如果意识不到，就会特别喜欢听这一类的歌，这是自我认同、自我暗示的强化；喜欢反复看这一类的诗，再认同，再强化，这就是自我催眠了。因为整个社会心理往某个方向催眠的力量很大，而这个过程就是耗，就是开而不阖，是散乱。

关于"养气和耗气"如何分别，前面讲过"有为、无为"，已经回答了。

听众：老师，身体为什么会堵？

李辛："阖"不够，气不够。一直有足够水流的河道是不容易被堵住的。

我们普通人因为输出大于输入，神气基本上都是扁平不充盈的。真正的补是减少耗；还有，住到环境好的山区、海边、湖边，周围人不多，也没有过度开发，那些地方的自然能量是非常大的。在深山或者自然力量占主导的地方静心住一段时间，会有不同的感受。

辛庄的地气比北京城区足。大家有没有这种感觉？我住在辛庄感觉很好，头天晚上住在上海浦东开发区的一家宾馆里，睡得不安、身体燥热。在这里，睡到半夜，觉得身体慢慢在松开，有清清凉凉的气灌到身体里去，说明这里地气很厚，这个就是补。

听众：李老师，您好，今年上半年我跟师父练站桩。站了四五天，觉得不舒服，师父说因为我小周天没有通，气过不去，不舒服可以先停练。但他认为这个需要坚持一段时间才能过去，说要难受两年左右，练过去可能就好了。现在我拿不定主意到底是不是练下去。

李辛：如果用脑太多，或者常常生气，多思疑惑，会容易堵住。比如过去有一些情感等不愉快的东西，过了很多年还在那里，精神的淤滞导致能量卡住了。

站桩也好，打坐也好，是通过阖慢慢地积蓄能量，蓄到一定时候，就能把身心内的淤滞通开。所以，当人的正气积累到一定程度，有一部分人的症状会改善，还有一部分人可能会有生理、心理上的排病反应，比如拉肚子、发烧、出汗、皮肤发东西，或者烦躁、易感。

如果你的师父已经告诉你了，你可以按他说的试一下，我原来也有过这个经验。前面讲的"精神不进，志意不治"，也是修道的常见问题。

你的犹豫啊，瞻前顾后啊，都是这个问题。

所以你师父没有建议你一定要去练，是有道理的。因为你有纠结和怀疑的习惯，等你练到一定时候，在某个阶段，身心、神气和心念的互相作用会使得问题显现得很强烈。如果平时我们对一件事情太害怕、太紧张或者太犹豫，对身心的影响是非常大的。

所以，从中医养生，从道家、佛家来说，修心都是第一位的，因为那个时候你的身体像电子天平一样敏感，一个想法涌动就会有很大的变化。

南怀瑾老师的书里常常提到，打坐坐到比较细微的时候，你的一个念头，身体都会有变化，都会有感觉，那个时候自然就不敢乱动念了。乱想乱看就会不舒服，所以有"非礼勿视，非礼勿听"，孔孟之道讲求的也是这个东西，不只是简单的伦理道德。

我们有粗大的物质身体，也有相对细微的能量体，还有更细微的精神体。而这个三体其实跟这个虚空也一直是在交换，不管你信或者不信，感觉到或者感觉不到，它都在那里。

用心的习惯

所有的草药，是借用其"神、气、形"来调整人的"神、气、形"的有余或者不足。

"神"的变化是随时随地的，气的运行渠道和状态和神相关，形的变化相对滞后一些。我们的细微感受随时在与很多的力量合化，凡是眼、耳、鼻、舌、身、意感受到的都在变化，都是现象。你去抓某个现象，就会"不知其要，流散无穷"。

这些年中医资讯很多，各种课程，还有书、网络，也许你有经济条件，也有时间学习。但是，如果没有在生活中用起来，在自己的身心上体会和改变，学很多知识可能并没有什么意义，只是聊天时多一些材料罢了。**会用才是最重要的，才有机会把碎片知识进行内化和整合。**

比如有没有晚上按时睡觉，早上起来去走一走？不停看手机的时候，心里有没有警醒，意识到自己在看没有意义的东西？意识到自己的神气有点散？如果能做到这些日常的觉察，你就是在用学到的知识了。

比如刚才打坐的时候，就是很好的练习机会。你有没有注意到，每个人进来的时候，带来的感受是不一样的。有的是急急忙忙的，有的是慌里慌张的，有的是急急躁躁的，有的很生猛，有的轻手轻脚、自知自控，有的带来细微清凉的平静感受……

同时，有没有感觉到这些不同的人和不同的气息带来我们内在的身心变化，比如内心的起伏、念头的升起、身体的感觉，自己多少能知道一点，对不对？留意这些外在与内在互感和合的变化。

学习"神气""阴阳""动静""缓急"……就是从这些地方开始起步。

站桩、打坐，我们称之为"集中训练"，平常的生活也是训练。比如吃东西的时候，如果特别爱吃某样东西，能不能体会一下，吃进去以后一个小时、两个小时、一天、两天，你的舌苔、想法、身体上有没有什么细微的变化？有没有可能在日常生活里建立一个这样的习惯？

还有，有没有可能让自己有多一些的时间来专门做这件"观察和体会"的学习，而不是一直无意识地被自己的情绪和思想带动着去忙那些忙不完的事情。

学习中医，意味着扩大感知的范围，扩大精神的维度，意味着从习惯性的个人小世界里抬起头，睁开眼来看看天地、自然、山水、草木、星月，来想想古代的贤人、智者。这一切，他们会怎么看？

前几年，我们帮张至顺老道长编校书，其中一部是《米晶子济世良方》，是老道长几十年来治病救人的效方记录。里面很多方子有的来自乡村草医、江湖郎中、道家医者，也有的出自《本草纲目》《千金要方》，还有《医林改错》。

现在校对这些方子很容易，直接在网上把方子敲进去，你需要的资料线索就出来了，再根据这些线索，去找书本上的原文对照校对。

当时一边校对，一边感叹。老道长当年四方求道、居所不定，一路上就用一张张不同的纸，找支笔就赶紧记下来，中间还丢了好几次，被人偷走，还好有弟子誊抄，小心地保留了下来。里边的方子他大都用过，最后出一本书，为的是方便大家。

我们如果不知道其中的过程，会觉得这些方子也没什么，翻一翻就放在一边，因为我们现在"得到"太容易了。

我是1988年学中医的，那时候没有电脑，找本书或某段资料要先查书号、翻卡片、填写借书条，然后等着书从库里找出来，再一页页地翻找。有时候一本书只能借一个晚上，赶紧看、赶紧抄。大学最后一年，得到一本周楣声老师的《灸绳》，讲艾灸的，上下册，影印本。我跟打八卦掌的好朋友分着看，他上册，我下册，只有一个晚上的时间可以看，你想这机会多宝贵！赶紧看，心动的地方赶紧抄下来。如果你有这么一个经历，很多年之后都不会忘，里面的东西你一直会用。

《黄帝内经》里面那么多关于"道"和"神"的文字，讲的是什么？就是用心的能力，用心的习惯，还有没有心可以用？要是"迷失本心"了，上这么多课有什么用呢？只是生活的调料之一而已。

本草的作用层次和布散方向

关于本草的学习，除了已经学过的功效和主治，更重要的是作用层次和布散方向。在古代的医书里，通常是用"升降浮沉"和"在气在血"等文字来表述的。决定其"升降浮沉"和"在气在血"的，是药物的四气（寒、热、温、凉）、五味（酸、苦、甘、辛、咸）。

我们可以这样来理解，汤药进入人体，都是在中焦开始作用的。"饮入于胃，游溢精气"，药物所具有的气味和信息，由此开始在人体的气机运转中发挥作用。

每个药会因为气味的不同，升降浮沉的方向差异，从某一个特定的层次开始启动。像前面说的碧螺春茶、咖啡和白酒，作用的层次是不一样的，分别是上焦气分、中焦气分（略入血分）和中下焦气分与血分。这是理解草药的一个重点，不同草药合在一起，变成了一个方剂，虽然复杂一些，但还是这个道理。

除了作用的层次，还需要知道布散的方向。举个例子，薄荷的作用层次偏重于上焦，布散的方向是从上焦再往外周一点；肉桂呢，进入中焦以后，还能够向血分和下焦布散。所以，前者的作用是向上、向外，而且表浅，而肉桂向内、向下，更深入。

再比如，杏仁的作用层次偏重于中焦和上焦，布散方向呢，首先是向表面扩散，这就是宣肺的力量，其次是向下开泄的力量，表现为帮助上焦气往下降，帮助大肠运动、通便的效能；而川贝的作用在中焦，偏重于往下降，所以杏仁和川贝虽然都有止咳化痰的功效，但作用的层次有浅深之别，布散方向和升降不同。

杏仁偏温一点，川贝偏凉一点。杏仁苦辛温，川贝苦甘微凉。《黄帝内经》里有很多关于气味厚薄的文字，大家可以自己找来看。"辛甘发散为阳，酸苦涌泄为阴"，所以总体而言，性味偏阳的，就偏升浮开散，气味偏阴的，多是沉降或阖收的。

知道这些的好处是，即使你不知道某个药物的品名、用法、功效，只要尝一下气味，摸一摸质地，感受一下它的厚薄轻重，那么这味药的升降补泻、寒温开阖的大方向就知道了。

关于人体的层次，是可以无限分的，因为大家是初学者，用三焦来讲，分为上中下三层，比较能够分清大方向。而且从这个角度切入，更多的是用到感受，不需要太多的记忆。上中下三焦如果细分的话，都有气分、血分。

比如所有的茶叶，都是轻轻地开。绿茶相当于茶叶里的阳中之阳，所以作用在上焦的气分。相对而言，红茶就是阳中之阴，尤其红茶泡得浓一点，味道就重了，偏阴了，就会作用在中焦的气分甚至血分。

那醋呢，味道就更偏阴偏重一点，就是中焦的血分。黄酒呢，中焦，因为味道比较重，气血两层都有作用，相对于白酒而言，更偏重一点血分。白酒呢，入三焦，能通达到下焦，但是偏重于气分。

这些分类的方法，不同的辨证方法，是历代中医的学习和表述工具。最常见的八纲辨证：阴阳、表里、寒热、虚实。比如说到表里的时候，可以说外为表，内为里，也可以说上焦为表，下焦为里，或者中焦为表，下焦为里，一切都是相对的。

关于气分与血分，古书里常讲，某个病在气在血，或者某药是走气分还是血分。什么意思呢？举个例子，比如女孩子痛经，一种是单纯的痛经，还有一种是有瘀血，颜色黑，脸也暗黑，这种体质甚至会长瘤子。这两种痛经，在西医来看是同一种痛经，但在中医来看，一个在气，一个在血。

在血，意味着病势深入到了有形的层面，所以在用药上需要有相对应的性味。比如以"苦"味为主，再佐以"辛甘"。在气，意味着病势轻浅，类似于现代医学所说的"功能紊乱"，未到组织器质层面。在气分层面的痛经，用药需要以"辛"为主，这就把辨证与用药的层次统一了。

再有，发烧一种是单纯的寒热往来、怕冷、出汗或少汗；第二种会伴有口腔溃疡、喉咙肿痛或者大便秘结，甚至有西医的指标炎症，这些说明是在有形的部分有问题了，这个就是在血。前者气分的热，用石膏、芦根、白茅根就可以了；后者血分的热，就需要用到黄连、黄芩、黄柏、大黄这些"苦寒"的药了。

这些大方向意义重大，是临床处方用药清晰的原则，也是古书里面非常重要的原则。在气分，用药、药量、味道要清轻；在血分，可以稍微重一些。在表，可以用微苦、微辛、淡味；在里就要用酸、苦、咸。偏虚的，需要"甘药"补益；偏实的，需要流通，比如苦辛为开。

除了药性，用药的剂量，形成的浓度，决定了这个药是往里边走，还是往外走。这又回到了"升降浮沉""虚实开阖""阴阳表里"。

这些原则再统合一下，就是"阴阳"两个字。

自适之道

当我们急急忙忙问出一个问题的时候，有没有想过，如果稍微定定神，等一等，想一想，先不急着问和表达，有时候答案是会自己出来的。

如果常常在慌里慌张，急切地想要表达、想要找答案的状态，就不容易形成深入思考的习惯，也不太能够问出深入一点的问题。

中医脉法有个很重要的一点，不管脉怎么变化，如果它是"从容和缓"的，此谓"脉有神气"，就不会有大问题。

中医讲望闻问切，望诊是非常重要的，为了学习望诊，我还学过相学。相学里面有看骨、看肉、看色，乃至看行住坐卧的姿态，这里面最重要的是神气。"收藏、安静、清润、慈秀"都是好气象。

传统相学里，还有一个有趣的地方，就是"以清为贵"。骨骼清利，面容清秀，神色清逸，都是好气象。古人认为，读书人、官员、修道人，或者艺术家，如果有"清正之气""清逸之相"，就是很高的赞誉了。

思想多了，神会浊，杂事太多，繁乱理不清，也会浊。浊，就是精神、思想不清净，直接影响到身体气机的运行，容易堆积壅滞，产生湿浊痰饮，也容易迷心窍。

北京城的地名很有意味，昌平、大兴、顺义、怀柔、德胜门、崇文门、宣武门、正阳门……这里有文化和国家价值观的体现。

怀柔是什么意思？这是一个国家的治国方略，对于边远地区的不同意见、不同文化的态度。怀柔的反义是"威压"。古书里常常有"奉天承运""怀柔四海"的文字，依从天道，以德服人。

在汉、唐、宋、明、清的承平时代，有很多外国民族愿意来中国生活、游历，就像我们现在希望去西方学习体验一样。过去那些远方的民族，为什么愿意到长安城来，难道只是因为这边吃的多一点，味道丰富些，然后 GDP 发展得好，还有很多好看的旅游点吗？

常有文章说，中国要发挥软实力，要向世界推广我们的传统文化。

文化的传播，是需要实实在在的活出来的人，和真实美好的生活状态来作为载体的，没有这两样作为基础，文化只是一套说辞。因为，所谓的文化、哲学、意识形态都是现代人的概念和体系性的知识。

那些外国人来到中国，如果看到老百姓活得开心、放松，如果感受到这里的人友好、善良、宽舒、自然……不妨住一段时间吧。也许是这种感觉，这才是文化背后吸引人的真实力量。

说到中国文化的海外推广，也许不一定要那么高调，"我泱泱大国，浩瀚文明，千年历史，孔孟之道……"这样雄赳赳、气昂昂的方式。

现在我们的国民，常常有机会出游在外，如果能健康、坦然、真实、有活力、挺开心，这本身就是传播了中国的面貌与精神。别人会想，哎，这些中国人挺有意思的，有机会可以亲近一下。这个时候，无意中就已经帮着传播中国文化了，这个是最实在的。**神气的清与正、舒缓与健康，是非常有感染力的。**

为什么讲这些呢？《黄帝内经》也好，传统文化也好，目的是为了让人能够有"自适之道"。自适，是生命的基本标准。庄子是什么状态？自在逍遥，自得其乐。儒家的"自处""自立""自知"，三十而立，四十不惑，讲的就是这个。

现在不少家庭装修得很好，厨房干净漂亮，但从来不做饭，全家都在外面吃，长期下来，家庭生活本来的味道就模糊了。外面的菜，食材干不干净先不说，大多数是厚味、重味、复合味，常吃对身体不好。"本味曰淡"，这是以前我给一家素菜馆的建议。

回到"知常"的问题。你要知道自己身心的本来状态，自然界的本来气味，饮食的本来滋味。高开高走，车水马龙的日子过惯了，就会忘了脚踏实地、自己走路的味道，容易"以妄为常"。

生气通天

我们看《黄帝内经》的目录，第一篇叫《上古天真论》，讲的是自然本来的样子；第二篇叫《四气调神大论》，人与四时的变化是如何相应的。上古天真，有点像《庄子》里讲的，远古时期自然状态下人的生活是怎么样的，"常"与"平"是什么状态，人在相对平衡的中点是什么样的。所以，前面说中医的诊断是"以常测变"，调理治疗的方向是"调常"。

下面这段是《上古天真论》的原文，不解释了，大家可以慢慢读一读，这段文字的节奏和气韵很美、很柔和。

"上古之人，其知道者，法于阴阳，和于术数，食饮有节，起居有常，不妄作劳，故能形与神俱，而尽终其天年，度百岁乃去。

今时之人不然也，以酒为浆，以妄为常，醉以入房，以欲竭其精，以耗散其真，不知持满，不时御神，务快其心，逆于生乐，起居无节，故半百而衰也。

夫上古圣人之教下也，皆谓之虚邪贼风，避之有时，恬惔虚无，真气从之，精神内守，病安从来。

是以志闲而少欲，心安而不惧，形劳而不倦，气从以顺，各从其欲，皆得所愿。故美其食，任其服，乐其俗，高下不相慕，其民故曰朴。

是以嗜欲不能劳其目，淫邪不能惑其心，愚智贤不肖，不惧于物，故合于道。所以能年皆度百岁而动作不衰者，以其德全不危也。"

传统的好文字与饮食、器物，都有背后的气韵，从容和缓，不偏不躁，反映出著述者的气质、精神，再通过这些载体，影响着我们。

第三篇是《生气通天论》，人的生生之气是通天的，我们的生命不只在这个肉体壳子里，精神与思想不是只能拘附在身体的需求、小范围的人事物中团团转。万物与天地是互相感应的，所有一切都在交换。

"苍天之气，清静则志意治，顺之则阳气固，虽有贼邪，弗能害也，此因时之序。

故圣人传精神，服天气而通神明。失之则内闭九窍，外壅肌肉，卫气解散，此谓自伤，气之削也。

阳气者，若天与日，失其所，则折寿而不彰。"

这里讲到了人体的阳气和苍天之气的互相作用，清净的天气与我们的心志、思想、情感的关系。雾霾里住久了，脑子也会糊，心志情感容易混乱不清。

精神的放松与专注，才可能保持自身气机与神机的稳定。这个时候，才可能与天地间的精与神相往来。这是一个大循环，只有持续稳定地参与大循环，在社会和生活中就不再只是"孤立的个体"与"物化的关系"了。

一个人，如果困在自己的心智、意识、情感中，就会失去这个与天地相交流的状态，就会"内闭九窍，外壅肌肉，卫气解散"。这种情况叫做"自伤，气之削也"，生命之气就会削弱。

现代人的健康问题，已经不再局限于"饮食、男女、生物致病、环境污染"，专精神，服天气、通神明，这是养神的大方向。

第十一章
望闻问切与感而遂通：超越感官的觉察力

望闻问切的重点是神气格局

前段时间，网上关于中医脉诊是否准确有用的争论，还有中医出来准备应战，把脉辨男女。提出疑问的人，对中医了解很不足。

我们要避免站在自己所知的那一小片光亮里，怀疑和推测未知的世界。就像晚上走在山里，能看到的只是灯可以照到的那一片。很多人的判断就是这样一个模式，所知不多，涉猎有限，见识不广，读书太少，却常常以自己有限的认知来思维判断未知领域。

通过把脉辨男女，我见过的几位妇科医生都可以。还有专精脉法的医生，能摸出你有没有结石，位置在哪里，子宫是前倾还是后倾的，甚至更加细微的内容。这样的中医不少，尤其是在有道家传承的中医里，有兴趣的朋友可以了解一下。

20几岁的时候，我做过一段时间的医疗技术管理工作，有一次给医生培训，来的医生们不少四五十岁的。培训结束后，一位中年医生有些挑战的意思，当场给我把脉，说出我身体的问题，说得很准。

于是，我看着他的脸，也说出他的问题，也没说错，两个人就有些互相欣赏，之后的几年中常常交流《黄帝内经》里关于望诊的内容。

后来我调到北京的一所知名的医疗机构工作。有一次，澳大利亚的一位政治家前来访问，希望看中医。领导安排我来协调此事，我就推荐了这位医生给他把脉开药，看得很准。

关于把脉、望诊准不准的问题，这里不打算作太多讨论。每个人的所知所见，有其局限性，局限有的来自外界，更多的是自限。就像前段时间流传的杨绛先生的一句话："你的问题是读书太少，问题太多。"借用这句话，很多人对于未知领域的批评与怀疑，很多时候是"见得太少，主观太多"。

关于脉诊的原理和方法，在前面介绍过，比如"三部九候""独取寸口"。这里再介绍一下传统中医诊断，即"望闻问切"的重点在哪里。

如果通过把脉，能查出你的胆结石有几粒，有多大，或者肝上有没有血管瘤，这样的中医诊断水平确实很了不起。但是，即使达到了现代医学的 B 超、CT 的准确度，对指导中医的临床治疗的意义是什么。

很多人没有考虑这个问题。**中医调控的是生命层次，不像现代医学关注在肉体层次的组织病理改变。中医的重点，是通过调整无形的神和气，以及它跟外界的交流模式。望闻问切，看的是"气机""神机""病机"，无形的部分。**

"四诊合参"的过程

比如鼻炎，中医不是直接去治这个鼻炎，而是观察判断导致鼻炎的神气格局，然后通过改变整体的神机、气机，帮助病人以自身的力量来治好这个鼻炎，以及其他的一系列问题。

前几天有个 40 多岁的女士，腿痛。痛的主要原因，第一是她前些年得过一些大病，体质下降，当时还用了激素，现在身体有点肿，腿和脸肿得比较明显。这是下焦元气不足，水湿停留。好比她下肢的神经、肌肉、血管都泡在水气里面，所以老也好不了。

第二个是性格问题，性子急，容易不高兴。她不是地位很高的人，平时不能随时发出来，就憋在那里了。她一个人在外打工，可以和亲友交流的机会不多，接触的圈子也很小，思维也有局限，所以她头上的百会、神庭、头维、风池这些穴位都堵住了。

她虽然主要的问题在腿，但基于这个整体格局，我先在她头上扎了几针，然后在她下肢痛的地方扎了几针。第二天再见到她，脸明显小了，腿肿也消了很多，原来不能弯的地方可以弯了。

这是中医看病的方法，先把神气格局看清楚，打开郁阻点，让气机转起来，然后该补则补，该泻则泻。古人说的"一气流行""以通行气机为要"就是这个意思。

中医诊断，首先是看人的神气的格局，看神气的开阖情况，以及资源的虚实和邪气的进退，而不是看具体有哪个现代医学诊断的病。

当一个不了解中医的病人，拿着一叠化验单、CT报告塞给中医看的时候，是很让人无奈的。很多有涵养的中医，知道这些报告和数据对治疗方案不是起决定性的因素，但为了宽慰病人，他也会看一看，为了让病人放心，以及了解更多双方可以沟通的语言。

望闻问切里面，一般老百姓会将脉诊看得很重要。尤其是老一代人在看病的时候，常常什么也不说，把手一伸，就来考你了。所以作为年轻医师，如果望诊、把脉能看得准一些，还是很有用的。

一个通常的"四诊合参"的过程，打个买房子的比方，我们看看这个过程是什么样的。

先到小区看看房子，这就是望诊。看完之后，会获得第一感觉，比如好坏、新旧、贵贱，环境、绿化好不好，生活方便否……

接着需要了解更多信息，房型好不好，采光好不好，水、电、气有没有问题，下水道通畅不通畅，房子是不是需要大的改动等细节，形成一个初步的意向和对全局的判断。或者了解之后决定不要了，对医生而言，就是这个病看不了、接不住。

望诊、闻诊之后，到了问诊。比如问隔壁邻居：这儿晚上吵不吵？买东西、办事方便吗……这都是很重要的细节。问诊就是你已经对人体（房子）有了一个基本的格局认识后，再通过问诊了解一下细节，验证一下先前的判断。

然后是切诊，切诊是两个意思，第一是把脉；第二是在身体的某些部位摸一摸，感受一下寒热、虚实、邪正。好比进到房间里看看摸摸，细细感受，这是再一次证实。

这些是传统中医诊断的通常过程。这个过程中，病人表现在肉体上的症状、问题，在整体来看，是神病，还是气病，还是形病，医生应当很清楚。

比如说抑郁症、焦虑症、神经衰弱的初期……在中医来说，这是神病；如果是消化不良、拉肚子……是气病为主；如果到了脂肪肝、肺炎、子宫肌瘤、肝癌……这些就是形病了。

前面说过，《神农本草经》有三个层次的药，每个层次的药用法不同，比如病在"神"的时候，要用味道很轻的信息类药，比如石头类的；到形病很重的时候，就会用到虫子，以及味比较重的药。

扎针也是如此，扎"神"病的手法和用意是很轻的，柔和安静；"气"病的时候呢，需要因势利导，用补虚泻实的针法来调气，平衡阴阳；在"形"病，按《黄帝内经》里关于"九针"的说法，"在皮取皮，在肉刺肉，在筋取筋，在骨刺骨"，需要用不同长度、类型的针，刺到相应的筋骨肉层次，甚至要放血，所以诊断是一个全观的认识过程，要有层次感。

即使到了"形"病的阶段，比如严重的肝病，又是第一次来看诊，要整体考虑治疗是从神，还是从气，还是从形入手。前面那位腿疼的患者，我治的第一步是从"神"的层次入手，所以先扎头上的穴位，还跟她交流，第二步再从"气"入手。这是个治疗策略的问题。

电脑卡住的时候，有时候问题是在硬件上，有时候问题是外部的网络环境上，有时候是软件的程序冲突上，或者内存不足了。问题症结必须非常清楚，不是按教材写的，肝病，要辨证分型，是肝郁气滞、血瘀有热，还是肝肾阴虚，然后开个对应的方药。这些都是明清之后的套方思路，离古代中医差距很远。

所以古人说"用药如用兵"。行军打仗，需要对整体局势清晰判读，明了当下和未来的走向，时间与空间变化对预后的影响，需要明确敌我邪正的虚实和每一次治疗时的切入层面。

慧然独悟与俱视独见

我们这部分讨论的是望闻问切与感而遂通：超越感官的觉察力。

在上一节我们谈到，中医的诊断，望闻问切的重点是把握无形的神气。因为它无形无状、无色无味，我们日常生活中习惯使用的眼耳鼻舌身的感官能力，在这个层次发挥不了作用。

在《黄帝内经·素问·八正神明论》里有如下的文字："观其冥冥者，言形气荣卫之不形于外，而工独知之……是故工之所以异也，然而不形见于外，故俱不能见也。视之无形，尝之无味，故谓冥冥，若神仿佛。"

意思是人体的荣卫之气，一般人是无法看见的，"视之无形，尝之无味"，所以叫做"冥冥"，好像神灵一般。所以这个层次的诊断，也体现出医生的不同水平了。

接着黄帝又问到无形的"神"。"何谓神？岐伯曰：请言神，神乎神，耳不闻，目明，心开而志先，慧然独悟，口弗能言，俱视独见，适若昏，昭然独明，若风吹云，故曰神。"

岐伯回答，如果医生心目开阔，能够望而知之，心领神会。这种细微的感受无法言说，一群医生一起看同一个病人，只有极少的上工心中有数。

今天讲一讲司马迁记录在《史记·扁鹊仓公列传》里的神医扁鹊的两个故事。《扁鹊仓公列传》是《史记》列传中的第四十五篇，是一篇古代名医事迹的记录。严格地讲，下面的内容不是故事或者传说，而是史实。但是现代的中医学院老师和医学生们，常常把它看作传说。

第一个故事：

> 扁鹊过齐，齐桓公侯客之。入朝见，曰："君有疾在腠理，不治将恐深。"桓侯曰："寡人无疾。"扁鹊出，桓侯谓左右曰："医之好利也，欲以不疾者为功。"后五日，扁鹊复见，曰："君有疾在血脉，不治恐深。"桓侯曰："寡人无疾。"扁鹊出，桓侯不悦。后五日，扁鹊复见，曰："君有疾在肠胃间，不治将深。"桓侯不应。扁鹊出，桓侯不悦。
>
> 后五日，扁鹊复见，望见桓侯而退走。桓侯使人问其故。扁鹊曰："疾之居腠理也，汤熨之所及也；在血脉，针石之所及也；其在肠胃，酒醪之所及也；其在骨髓，虽司命无奈之何！今在骨髓，臣是以无

请也。"后五日，桓侯体病，使人召扁鹊，扁鹊已逃去，桓侯遂死。

这是关于望诊的，扁鹊只是通过面见齐国的君王，就看出、感受到疾病发展的不同层次，从腠理，也就是皮肤肌肉之间，到血脉、肠胃，最后到骨髓的发展过程。

所以司马迁文后感叹："使圣人预知微，能使良医得蚤从事，则疾可已，身可活也。"医生有了见微知著的本领，在病的萌芽生起的无形阶段就能感受到，就不至于到了病至骨髓、病入膏肓，束手无策了。

另一方面，病人还得信任医生，不像这位坚持"本人没病，你们这些医生，就想多挣些钱，把没病当有病来治"。最后扁鹊看到桓侯病入骨髓无可救药时，只能逃走了。

第二个是治疗虢国太子尸厥的故事，故事比较长，我们节录重点。

"扁鹊过虢。虢太子死，扁鹊至虢宫门下，问中庶子喜方者曰："其死何如时？"曰："鸡鸣至今。"曰："收乎？"曰："未也，其死未能半日也。""言臣齐勃海秦越人也，家在於郑，闻太子不幸而死，臣能生之。"

虢国太子死了，举国哀痛，正准备丧事，正好扁鹊经过，于是来到皇宫门口，问一个喜欢医学的太子侍者中庶子。这里要注意，这次是在扁鹊没有见到那个太子，扁鹊就直接告诉说太子没死，我能救活他。他知道太子的神还在，气未绝。他怎么知道的？

中庶子当然觉得很荒诞，曰："先生得无诞之乎？何以言太子可生也！"

扁鹊的回答是，你对医学的了解，犹如"以管窥天，以郄视文"，一知半解。我的医术，不需要"切脉望色、听声写形"，可以诊断千里之外的病人。你如果认为我不诚实，可以试着去诊视太子，应会听到他耳有鸣响、鼻翼煽动，顺着两腿摸到阴部，那里应该还是温热的。

中庶子回报，发现果然如此。扁鹊得到了信任，于是让弟子子阳"厉针砥石"，准备好针和砭石，取百会穴。过了一会儿，太子苏醒。又让弟子子豹做药熨，熨两胁下，太子就能坐起。然后调和阴阳，服汤药 20 天而恢复了。

故天下尽以扁鹊能起死回生。扁鹊曰："越人非能生死人也，此自当生者，越人能使之起耳。"

以我知彼与特异功能

关于诊断，我们都知道"以表知里"。《黄帝内经》里还有一句话，现在教材不讲了，叫"以我知彼"。这个需要训练感知精微的能力，扁鹊就是这么知道的。

"以我知彼"在太极拳里面也有，"人不知我，我独知人"。临战时，对手不知道我的状态，要做什么，但是对方身形还没有动，念头一动，"我"就已经知道了。怎么做到的？

其实就是前面讲过的，"持脉有道，虚静为保"。当你虚静放松，没有那么多念头、思想、情感、欲望、计划和各种烦心事、动心事涌动围绕时，自己的心像一面相对干净的镜子，自然就能照出对方的身心状态、气血运行和经络流通情况。

你能知道什么，取决于自己经络的通透度、内心的虚静度和意识的清晰度。

认清生活中的标本虚实和大方向，有选择、有放弃，拿出时间，安排好自己的饮食起居，别太忙，尽量别太累，这叫"调柔身心，放松生活"。

每天不求结果，只问耕耘地练习静坐、站桩或者太极。如果有老师指导更好，每天认真练习，自然就知道了。但如果你每天都忙得两眼冒星，事务繁忙，迎来送往，还要应付各种脑筋急转弯。我只能告诉你：你还没准备好，现在学不会。

扁鹊是怎么学到的？《史记》里面有记载，"少时为人舍长"。他年轻的时候是个小旅店的管理员，有位叫长桑君的住客经过这家旅店，每次扁鹊都很认真恭谨地服务。长桑君亦知扁鹊不是常人。

这样往来出入了10多年，长桑君叫扁鹊来单独坐下，轻声与语曰："我有禁方，年老，欲传与公，公毋泄。"扁鹊恭敬地答应了。长桑君拿出怀中的药给扁鹊："饮是以上池之水三十日，当知物矣。"

长桑君告诉扁鹊，把这个药用"上池之水"送服，30天后就"当知物矣"。于是拿出他的所有秘方全部交给了扁鹊，然后忽然不见了，他也不是平常人啊。

扁鹊照着长桑君的话饮药30日，就能隔着墙看见另一边的人了。"视见垣一方人。以此视病，尽见五藏症结，特以诊脉为名耳"。有了这个能力，病人五脏的症结一览无余，只是用诊脉为名罢了。

疑问又来了，怎么可能呢？

打个比方，大家在游乐园玩过山车，过山车快速飞旋的时候，有人站在下面和你说话，能看清楚、听清楚吗？不行吧。大部分人都在头晕眼花地惨叫呢，根本顾不上看人。

但是，有人只是在旁边坐着，扇着扇子，喝着凉茶，他就能把对面的人看得清清楚楚，还能告诉你们周围发生的事情。这个很正常吧。你不会认为："哇，厉害，特异功能啊！我们看不见，你怎么能看见？"

如果每天的生活都在坐过山车，自然很多东西都看不到，也听不到。

做到才是真的

2009 年，雅克爷爷来上海做第二次针灸无国界志愿者培训。有一个晚上我们一起去看望同事的爸爸，他得了肝癌，刚做完化疗，精神、肉体都很痛苦。

雅克爷爷先把脉，人迎寸口先别阴阳，然后再把手腕的寸关尺、浮中沉三部。把完之后发现有几个脉和其他各部不协调，或是跳得特别强的，或是特别弱的，这提示有几条经脉、脏腑有虚有实。他让我也把了一下。然后雅克爷爷用手指代针，在不同的穴位轻轻放着，不用力，每调一次再把一次脉，同时让我也把脉再感觉一下。

每调一次，脉就平了一点，所以《黄帝内经》里对治疗的目的叫"以平为期"。做个平人，是最健康的。

第二次是斯理维老师治疗，雅克爷爷在旁边指导，我也在旁边。做完之后，病人神气有变化，然后再把脉，需要补太溪。斯理维老师正准备补，觉得不对，她就看了一下雅克爷爷，笑说："你这个坏蛋！"雅克爷爷微微一笑。

当时的情景很像武侠小说，因为雅克爷爷已经看到病人需要什么地方补泻，他用心念完成了这个操作，斯理维老师要上手的时候，发现已经被人完成了。

这也是前面提到的"形气荣卫之不形于外，而工独知之""慧然独悟，口弗能言，俱视独见"。

我们普通人熟悉的是依靠感官获得信息，对这部分很陌生。关于超越感官的觉察力这个部分，大家可以参考潘定凯老师翻译的《全像宇宙投影》，一共三本。

关于经络、穴位、针灸、按摩、导引、祝由、神农时代啊、感而遂通啊，没什么好多解释的，这些需要你自己花时间去练习、训练，然后自然能渐渐知道。

自己去深入，这才是重要的。否则这些东西，对大家来说就是神话故事，哗众取宠，我不希望起这样一个作用。讲这些，是为了打开大家的思路，然后希望你自己去尝试，深入学习，真实体验。

我 20 几岁的时候，曾有几年和一位国家特二级厨师共事，做药膳顾问。这位大厨倪师傅起初是在同仁堂工作，熟悉药材，后来学习厨艺，还被派到日本工作过几年。他在 1998 年的时候就告诉我们，以后的餐饮趋势是复合味、重味、厚味、刺激的会流行。大家的舌头越刺激越麻木，尝不出本来的味道。

要做出食物本来的味道，就需要先熟悉食材，减少人为的、过度的操作与调味。就像长期清淡饮食的人，对食物的感觉就会清晰很多。当你站桩、静坐时间长了，体会到身体放松了、心静了，才知道平时身心内外的混乱与不安。

站到一定时候，有人经过会有感觉，有人用力看你一眼，闭着眼也能知道，因为你比原来干净、均匀了。就像如果海浪波涛汹涌，扔石头是看不见影响的，而平静的湖面就很容易看到。

《黄帝内经》里讲针刺的时候"一羽不能加"，这是多么清晰微妙的感觉。所以要花时间，少一些思考、辩论、附会，让自己的生活慢慢地往回退、往回收，然后你自然会有所体会，有更精微的感受力。

你自己有所体会、有所感受的东西，这个叫做"真知"。这也是古人的观点。你看书啊，听老师讲啊，查百度啊，都属于知见、资讯，有时还是杂讯。虽然可以参考，但"真知"是中心，是有能力合理运用所有资讯的关键。

所以传统文化常常讲做功夫，要老老实实地花时间，在自己身心上用功，别过于重视文字概念、理论体系，原因就在于此。我们任何一个人，都是可以用自己的身心去体会到，而且这么做，是超越时代，超越民族、语言，超越国土的。只要你愿意花工夫，都可以体会到。

第十二章

道术与心物：传统医学的源头、正脉与歧路

不期然的相遇

《黄帝内经》说："针者，道也。"在中国，"道"这个字在各行各业都有提到，不管从哪个领域入手，都能够见"道"。

武术有"以武入道"，还有琴道、书道、茶道……关于"道"这个东西，大家不需要想得太玄。中国传统的东西，是务实的。

所以在学习中医、学习传统文化的过程中，你能慢慢体会到，这么多书、这么多论述，不外乎两种情况。

第一种，是作者来自生活实践和内心的体验，真正实践，切身体会。我们阅读的时候，身心是有感受、有体会的，它对于我们的生活，是用得上的；第二种，作者的写作，不是从身体力行和内心里出来的，而是从头脑，从思想、概念、某个理论模型里出来的，属于推测、解释、对比研究型的理论写作。阅读之后，能增加知识和谈资，也有可能增加疑惑与混乱。这两种差异是需要我们自己去鉴别的。所以在传统文化的表述当中，常常会说"本"与"末"，"道"和"术"。

走对方向最简单直接的一种感受是心有戚戚然。渐渐的，在生活中，细微的起心动念里多了那么一份新的颜色和光亮。起初无法用言语清晰表达，但慢慢的，心里会有更深切的体验，与生活、思想中的新生的光亮互相印证。

这也是我个人学习、读书的一个偷懒的方法。什么东西让我心动了，才会去读，才会在生活中尝试。

"见道"这件事，《道德经》开篇就告诉我们，"道可道，非常道。名可名，非常名"。在这个面向，不是用语言文字就能准确传递的，但在沉寂放松的状态下，也许会"不期然相遇"。

作为一个中医，不管是采用针灸、按摩，或者把脉、用药，如果有一天能体会到"物我两忘"的状态，就像《黄帝内经》里说的，针灸的时候，似乎病人与医生与环境的界限融化了，惯常的身体和周边事物的物理世界，渐渐为能量与精神的合一状态所替代。

这个时候，你会真切地感受到古人留下的文字背后的意味。这个"不期然相遇"的时候多了，自然会生起信心，自然会了了分明。这个信心，不仅是对某个学说或者传统文化、中医的信心，而是这些"术"背后，对自己和生活，对这个世界的信任和随之而来的乐趣。

比如当我们为别人艾灸命门和关元，有没有人体会到，艾灸到一定时候，自己命门、关元也会发热？

这就是一个感通的状态，接近于人我合一，这种状态随时随地都在发生，只是我们忽略了。比如在听一首歌的时候，有时候也会融入，对不对？有时候会觉得，哎呀，这首歌虽然欢快，但唱歌的人好像内心挺痛苦的，甚至没有见过他，就有这种感受。

或者哪天我们在外地给家里打电话，爸爸、妈妈说："我们挺好的，每天都去散步，昨天还去买了新衣服。"但是你心里有微微的不安，可能当时很忙，聊了一会儿就挂了。但到了晚上辗转反侧，心里还是有不安。你能不能分得出：这个不安不是自己脑袋里的不安，还是你妈妈的不安？常常练习自然能分清楚。这个能力人人都有。

这些日用的经验，是理解和深入学习传统文化的一个入手点。所以你看，很多书都讲"人同此心"。人人都有这个心，就看你有没有可能把心慢慢沉静下来，从每天过度关注人、事、物的纠缠中稍稍出来一些，留意体会到更多、更广阔的东西，只有这样才能慢慢地体会到更细微的东西。

慢慢地，一只猫猫走过来的时候，你自然能知道它是一只快乐的猫猫，还是一只不高兴的猫猫，还是一只受过伤害的胆怯猫猫。

一切都清清楚楚地在那里，等着你来发现。你每天面对这个世界，每天都体会到一点新的，体会到像童话里的那些画面：哎，太阳爷爷今天是很开心的，花儿向我微笑，有只蜜蜂飞过，好像有什么事情要告诉我。

这些童话故事或者远古的传说背后是什么？古人说，过去是有人能够听懂鸟语的。这些故事只是文学？只是童话吗？

可不可以换个角度来理解，人类不管以何种方式表达过的东西，都曾经存在过，而且现在还在那里存在着，只是我们没有看到、想到，没有体会到。

就像光，时时刻刻在那里照耀着我们，只是有时候被厚厚的云和墙挡住了，有时候，只是自己闭上了眼睛。

循心与循道

现代人习惯于用脑、用逻辑思维，用已知的知识数据库和分类系统来看这个无尽可能的世界，这就是以管窥豹。

几千年的文教洗礼与灌注，人类获得了很多，也失去了不少。经过各种教育和媒体灌输的现代人认为，已知的一切是天经地义的，而且认为头脑是我们唯一认识世界和获得知识的途径。就像现在的孩子觉得可口可乐与麦当劳就是世界的必然组成之一。

古人对这一点认识得很清楚，他们把所知、所见称之为"识见"或者"知见"，它只是世界真相的很小碎片。

重要的是我们的心，心里直接知道的那个"觉"。

古人常说"道在日用间"，我们其实一直在用，即使没有意识到，语言不能表达出来，但都是用这个东西在做选择。

就像为什么今天你会到这里来，真的是那么多头脑分析出来的理由吗？是心带我们来的。按照中医的说法，是我们的"神"先到了这里。因为我们的心有所念，这个念头存了下来，变成了"志"。动念来辛庄师范学习的人虽然很多，依着每个人不同的因缘和条件，真正到这里学习的，就是在座的各位。

至于学的这些在未来能帮助我们选择什么职业，完成什么理想，都是后话了。

"循心而至"，源头在这里。循心就是循道的开始。

心中的莲花与光明

不知各位看过《曾国藩家书》吗？这些前辈的心中是有很大的空间的，做不了官，没关系，回家写毛笔字。做了官，没钱、挨骂，还被诬陷，也没关系，出来看看荷花，回去打打坐。

大家有没有这种体会？上了一天班，忙到头晕脑胀，下班路上也是人声鼎沸。你拐个弯，走到树林里，走到晚间的天坛公园、紫禁城河边，或者，前一晚下了雨，早上走在引水渠河边，是不是有沁人心脾的感觉？远远看到那片绿地，还没有走进去，就觉得有一种清清凉凉的气流过来了，这个就是交感。

官员在官场搞得没头绪，诸事不顺。下班路上有荷花，看一眼，这个荷花的气，清清凉凉、疏疏透透的就过来了，世间的烟尘和心火就淡了下去。这就是转化气质。

即使困在家里，没有荷花、没有绿地，但是心里可以有荷花，有光明，有日月星辰、山河大地，有往来古今之圣贤，有万古不变的道与心。

教化不只是在于圣人的语言中，万事万物都是教化。是气化，也是神应。

古书里常常谈到"天""天道""君子""大人"，这不仅是社会伦理道德的追求，更是中国人传统的世界观和人生观。

何谓"君子"？敬天爱人，自正、利他，不以名利声色为大，但也不错过报效国家、建立功业的时机，这样的人不会刻意炫人耳目，而是抱朴含真、和光同尘。

何谓"大人"？就是受命于天，悬命于民，民有所忧，为之思，天佑所缺，为之计，担当国家命运、人类文明的成熟之人，禀受天命、顺应历史潮流的人。

曾国藩、王阳明、孙中山、南怀瑾都是这样的"大人"与"君子"。历朝历代的仁人志士、贤君良臣何尝不是？

即使被困牢笼当中，想想那朵"莲花"，永远都在心里，这就是有道的古人、前辈，他们的精神空间比我们要大得多，心所能到的地方，也比我们要开阔得多，也自由得多。

在物质上、科技上，古人没有我们现在的能力和实力，但在心智和精神心灵部分，我们会不会低估了古人？

那个时候，没有那么多书本、出版物，没有那么多理论、新概念、媒体，读书人、庶民们心里常有的观念是"仁义""孝道""天理""守正""务本""王法"……

上有日月星辰、五行七曜，下有山河大地、风火雷泽，前有列祖列宗、贤圣侠义……这样的心境和天地、这样的世界和生活，会不会更安心、扎实？

无所滞碍，尽善尽美的医道

1997 年，我在天津读书的时候，有一次经过一处道观，门口牌楼上两边刻着"德配天地，道法自然"。心里一动，但不知触动了什么。那时，我在北京、天津两边跑，既要读书、写论文，还要上班，偶尔打打坐，常常学英语，心里急切切，前路茫茫然……忙得似乎连立锥之地也没有。

不见天地，不近自然、五谷不分、四体不勤，这就是我们这些现代知识分子的生活状态。在书本中找出路，在思维里辨真假，总是不接地气。心里虚，身体也虚。

虚了之后，就开始不由自主地找"相"，有文化的相，有精明强干的相，有蛮力暴力的相，有大师相、修行相、处子相……或者以物质为寄托，买豪车，贷款撑房子……

慢慢的，感受开始麻木封闭，活泼泼的生命，就僵硬在这些个相里了。神僵硬了，然后气僵硬，身体当然就渐渐僵硬了。

形、气、神僵硬之后，与这个世界的交流也就僵硬了。然后呢，就会强烈地认同、去推行一样东西，或者强烈地去反对一样东西，这就是一个偏执的状态。

在这个偏的状态下，一切层面的偏听偏信、妄作妄为都有可能。拿佛家的说法是"身口意"多有"贪嗔痴"之造作。

那这个时候肯定会有很多身体的不舒服、心理的不畅快、思绪的不清楚、关系的不情愿，于是找医生。

中医，其实是怎么让这个"形、气、神"偏的状态再回来。

回来了，叫"中"或"和"，"常"或"平"。

自己怎么回来呢？有没有不靠医生的办法？

有的，什么东西让你感动？心动的时候，不要放过这个瞬间。难过、尴尬、面红耳赤的时候，不要放过，不要马上去看电影、听音乐、找个哥们喝酒。这样就像刷屏一样，把"回心转意"的机会刷掉了。

每次这个"向回转，往内看"的机会来的时候，当下留意到，慢慢来体会。

所以治病不仅是吃药、扎针，也不仅是食疗、导引，不仅仅在这些具体的方法。治病是调中和、调平常、调柔身心，你去体会这个人，他怎么看他自己，怎么看这个世界，他的生活怎么安排，常常跟哪些东西交流，跟哪些东西完全没有交流，他的居处环境、所思所想、学业职业，亲朋好友是什么样的。

在唐代大医孙思邈的《大医习业》里，他谈到了高明的医生需要学习和掌握的内容。

"凡欲为大医，必须谙《素问》《甲乙》《黄帝针经》、明堂流注、十二经脉、三部九候、五脏六腑、表里孔穴、本草药对"，这是经典理论部分；"张仲景、王叔和、阮河南、范东阳、张苗、靳邵等诸部经方"，这是历代高明医家的著述与医案。

"又须妙解阴阳禄命，诸家相法，及灼龟五兆，《周易》六壬，并须精熟"，这是旁通相术、风水、祝由、占卜……"如此乃得为大医"。

接着孙真人又说，如果没有这样的基础，医生看病，"如无目夜游，动致颠殒"，像瞎子一样，举手便错。"次须熟读此方，寻思妙理，留意钻研，始可与言于医道者矣"。

除了熟读经典，揣摩各家医理，专研细致，还需要博览群书。"又须涉猎群书，何者？若不读五经，不知有仁义之道；不读三史，不知有古今之事；不读诸子，睹事则不能默而识之。"

五经是指《诗经》《尚书》《礼记》《周易》《春秋》，简称为"诗、书、礼、易、春秋"，这也是古代学子的必修课。其实本来应该有六经，还有一本《乐经》，合称"诗、书、礼、乐、易、春秋"，但后来亡于秦末战火，只剩下五经。

三史为《史记》《汉书》《后汉书》，孙思邈乃唐人，所以举出这三本汉代的史书。我们现在是天下一家的地球村，医生碰到的病人来自五湖四海，国外来中国看中医、学中医的越来越多，要补的课就不仅仅是中国历史了。如何用来者的语言和他们熟悉的生活细节来表述中医的理趣，这是需要增加阅历、经验的功夫。

下面孙真人又推荐了一系列学习的内容："不读《内典》，则不知有慈悲喜舍之德；不读《庄》《老》，不能任真体运，则吉凶拘忌，触涂而生。至于五行休王、七耀天文，并须探赜，若能具而学之，则于医道无所滞碍，尽善尽美矣。"

《内典》就是佛法，是释迦世尊49年所说的一切法，《庄》《老》就是《庄子》《老子》。"五行休王"，是五行学说在中医实践的应用，主要是用于预测判断病人的病势盛衰，生死预后。"七耀天文"，又作"七曜"，指日（太阳）、月（太阴）与金（太白）、木（岁星）、水（辰星）、火（荧惑）、土（填星、镇星）五大行星，这是中国古代天文学研究星象的运行变化与地球气候、人文政治、物产灾变和疾病健康的规律。《黄帝内经》里的五运六气原理由此而出。

以上这段《大医习业》，其实是孙思邈先生本人的学习成长经过。老先生是过来人，通晓经典，天文、地理、术数、丹道、佛法、祝由，乃至中医各科、采药、制剂、脉法……样样精通，最后还活了 100 多岁，所以后世尊为"药王""孙真人"。有兴趣的同学可以看《千金方》。

人法天地，道法自然

中国人的世界观，是放在天地这个大框架里的。"仰以观于天文，俯以察于地理"。人事物候的变化、政治经济的起伏、疾病邪正的盛衰都由此而出，非人力主观臆设。

明白了这个出发点，就明白了为什么"天人合一""天人相应"才是中国传统文化的主轴。"与天地相似，故不违；知周乎万物，而道济天下，故不过"。我们一直在陈述的"中和平常"不是以人类社会的认知和道德为标准的，这个标准是在天地自然的规律。

这就是老子说的："人法地，地法天，天法道，道法自然。"这四个"法"，可以理解为效法，四个层次的效法，一圈包涵着一圈。人生于天地之间，是不能妄作妄行的，所以"故道大，天大，地大，人亦大。域中有四大，而人居其一焉"。

知道这一点，方可谓"知天命"，才有乐天爱人的本来面目。

这个知道，不是我们常常用的逻辑思维、分析推理。

中国古代文明的本质不同于现代科学，关键在于：更高和更细微的维度上，超越了纷繁复杂的表象世界，抵达本来。

拿医学来讲，传统中医的认识论、方法论和现代医学是非常不同的。

比如发烧，我们都熟悉现代医学的思路，先在物质层面诊断出原因才可以治疗。而这个原因，多倾向于从肉体层面来寻找，最常见的是感染（包括各种细菌感染、病毒感染、支原体感染等），其次是结缔组织病（即胶原病）、恶性肿瘤等。经过相关的检测化验，如果发现有某种病毒、细菌或者寄生虫，就施与对应治疗手段；如果属于肿瘤、癌症晚期或者自身免疫系统紊乱引起的发热，就给予相关的综合性治疗。很多时候，这样的对因对症治疗看起来是有效的。

于是，近百年来，我们现代人对于医学和疾病的认知也就确立在这里，渐渐形成一道坚实的围墙：世界终于此。一切现象、观点与实践，如果超出或者不符合这一已知的围城，或者斥为"不科学""非理性"，或者被直接拒绝为"不存在"。

在这道围墙之下，是厚厚的"混凝土"。这是我们多代因循教育认知的结果。

围墙之上，更有一层天网——互联网上日积月累的信息流，真假对错斡旋其中。在这个信息海中，大家还是会按照自己固有的认知习惯去取相应的那一瓢。

概念化的生存和思维习惯，遮蔽了明朗的天地、辽阔的星空。对既定认知的重复肯定和无意识接受，是互联网意识流的主体钢筋骨架，日益充实的互联网云储存正在时时刻刻地繁殖更新。

我们常常会赞叹近代科学的日新月异，文化的推陈出新，渐渐的，我们也就认为能够变的、更新的才是"先进的"。如果随着时间和经验的延展，也许我们能慢慢理解，这些在观念上、文化上的五年一小变，十年一大变，才是"不定"的。

寂然不动，感而遂通

重点来了。《易经》里有一句话："《易》无思也，无为也，寂然不动，感而遂通。"

这句话是一条大线索，可以说是真正了解中国文化的关键所在。

中国古代的圣贤认为，对于天地万物、宇宙人生的真正认识，非思维所得，非有为可近，乃是当心灵处于寂然不动的状态，与天地宇宙相交感的时候，自然而通达一切。这是真知。

类似这样的表述，我们在传统文化的儒、释、道里经常看到。

《道德经》有"致虚极，守静笃"，儒家《大学》有"知止而后有定，定而后能静，静而后能安，安而后能虑，虑而后能得"，佛家有"言语道断，心行处灭"。

我们这一节的题目是《道术与心物：传统医学的源头、正脉与歧路》

前面讲了现代与传统的分野，就在于传统关注"以心入道，由道演术"；现代人学习中医，如果不先明白这个差异，很容易在追求"术"与"法"的过程中迷失来路，就有"多歧亡羊"的危险。

如果从大历史的角度来看人类的知识积累，文明发展，也无所谓"歧路"，因为总得有人去探路，探完路会告诉我们，这条路不需要走了。

可以这么想象，混沌之初，文化未开之时，最开始是一片无边无际的荒野。然后，有了人，一位具备自我意识的人，在那里一站。我是人，这是世界，主体、客体就分开了。

说到医学的部分，像《黄帝内经》《伤寒论》，也就是在这么一片荒原当中，画一个最初的框架：医学、健康与疾病是这样的。后世的学术就围绕这个原点开始发展，于是有了各家各派。

到了唐代，应用层面的内容更丰富，圈子大了一点，但还有很多穷通天人的真知者。到了宋代，官方编撰的药书方书开始规范全国的非处方药，《太平惠民局方》是个例子。到了明代，思维与经验建构的房子已经搭起来了，前殿后院、横平竖直，规范化、经验化的学习已经是常态了。到了清代，开始有雕梁画栋……

不光中医是这样，所有的学术体系的建立基本都是这个过程。所以咱们得往回走，去看看源头是什么，才能了解全貌。

学习一门学科，要看该学科的经典，与传承经典的历代诸论。拿中医的学习来讲，要熟悉汉唐以前的书。

如何深入学习中医？

传统医学的源头在哪里？重点是什么？

愿意深入学习，或者希望提高临床疗效，看古人书是必需的。传统医学的发展，有源头、主干与支流。

汉唐以前，气象万千，关于生命的整体性，天人互感，形神合一；关于人体能量的运转化生，注重神与气机，在药物与治疗上，知常守中，重视正气之虚实开阖，病势的进退与顺逆，药物之势能、方向、层次……

宋元之后，人心发展，文化分化，各承家绪，流派众多，尚未离根本源头；明清之后，枝节流散，各呈己见，偏于专病专方、药物功效、辨证分型。而今，微观辨证，中西结合，方证对应……

这一切是医学的发展，与时俱进，是每一代医者的深入探索，寻找出路。

但是，我们必须回头想想：传统医学的源头在哪里？重点是什么？

《黄帝内经》《伤寒论》《神农本草经》《千金方》《脾胃论》《本草纲目》《温病条辨》……这里有答案。

静心体会自身己心，感受天地四季变化，花鸟鱼虫浮沉，意气神体互感，远取诸物，近取诸身，答案在这里。

如果只是完成教材的学习，流行健康读物的阅读，欲承灵素精华，会先贤意旨，亦难矣。

常有朋友问：想深入学习中医，提高临床，读些什么书？

我的建议是，入手可以先看这几本薄薄的小书：

李东垣先生的《内外伤辨惑论》《脾胃论》《药类法象》《用药心法》，可以帮助我们理解古人看人、看病、用药的理路。

以这个理路再回头重新看人看病，回味学过的教材，等有些感觉疑问了，可以再看郑钦安先生的《医法圆通》和《医理真传》。这两本书看懂了，就可以读《伤寒论》和《温病条辨》了。

寒温虽殊，其理则同。不同时代，不同体质，五运六气所感所化的疾病、症状自然不同。

但气机、病机跳不出"寒热阴阳、虚实开阖"，邪正斗争不外乎"进退顺逆，出入表里"，学人需要留意，药物的选用与配适，须从"寒热开阖，厚薄走守"来看。

先把我们学过的"功能主治、方剂分类"暂时忘掉，把学了多年的教材里的"脏腑辨证、内科治疗"暂时放下。以后还会有用。

古人所言医理，"气化"二字。现代教材，虽理法方药毕具，所不及者，正是人身之"气化、气象"，此非读古书而莫能知也，又非静心体悟而莫能明也。

待学人心目中、病体前，已有"气象"之轮廓，"气化"之端倪，便可学习医案：《吴佩衡医案》《蒲辅周医案》《李东垣医案拾遗》和薛己的《内科摘要》。

学习医案的方法，先把我们学过的现代中医概念放一放。

1. 一个原则：气机、病机与药势、药象当相合。

2. 不管什么病，气机、病机跳不出寒热阴阳、虚实开阖，邪正斗争不外乎进退顺逆、出入表里。

3. 药物的选配，需从四气五味入手，及寒热开阖，厚薄走守来看，即所谓药势、药象。

4. 以这个原则来读古人的医案，看气机、病机与药势、药象合不合。

5. 如果学习近代医案，最好略过方解方论、辨证治则，先不看解说，自己来看，只看病史症状、治疗经过与处方，看气机、病机与药势、药象合不合。

慢慢的，自然就会看出气机开阖与病机进退之势，看出邪正交争、表里出入之机，品出良医心中的"一气流行，无所不至"。**医者所为，不**

外顺其势、得其机、利其行、握其度、顾其本。

针药之用，明理为先。针石者，"以我之神气，调彼之神气"，草木之备，以药之神气助人身之气化有余不足尔。

看古书的目的，是为了明理。理不明则不知其要，流散无穷，理明则心安，知古医书之浅深，明今人说之虚实，临证之时，少一些茫然无适，心中惶惶。病治，知所不足；病虽不治，知所以然。

《神农本草经》和《黄帝内经》可作为床头备书，有空且翻看，无心或有得。还有《庄子》《老子》《金刚经》《大学》，近代的《南怀瑾全集》……与贤者会心，得知根源。

医学浩瀚，昔圣贤悯生民疾苦，传道论经，洋洋如海，愿以上所示各书，能助初学者舟楫之便，得见医灯之明。

附录一：回归本源

——传统中医诊治的关键词

2014 欧洲传统医学年会

时　　间：2013 年 1 月

主讲人：李　辛

地　　点：瑞士哥伦比亚预防医学中心

谢谢大家，谢谢国际针灸无国界和 Natalie（瑞士哥伦比亚预防医学中心负责人）。很高兴能在这里分享我对于中医的一些感受。今天讲的内容是我从一开始作为中医学生学习的时候，一直在思考的一些问题，后来通过跟老师学习，看古人的书，理解了其中一些重要的概念。我把它们归纳为一些基本的关键词，跟大家交流一下。

我在大学一二年级的时候，开始发现一些问题。比如为什么医生诊断是肝气虚或肝血热，或肝有湿热，或是肾气虚、肾有热，但其他脏器往往同步有相应的问题。

再比如，关于某个方子，不同时代、不同医生的解释不一样，好像是互相冲突的。某个药或者某个穴位，有的医生会说这个药或者穴位是疏肝（smooth the liver）理气，或者是健脾（reinforce the spleen）。解释都是功能性的。

还有，在一个方子里有很多药，有的药往这个方向，有的往那个方向，那么，当这些药合在一起的时候，你会疑惑，它最主要的方向在哪里？

近代中国，医学教材是建立在功能和功效的基础上。而古代，其重点不在功效和治疗什么症状，而是说药势——药物在人体内部产生的能量的方向和性质，以及力量的特点。

在学得最混乱想要放弃的时候，我碰到了第一位启蒙老师。他告诉我：你要忘掉所有学过的东西，也不要一开始就考虑那些细节，先抓最基本的大方向。不管这个病医生怎么讲，不管这个方子医生怎么开，其实就是虚、实、寒、热。

我今天准备讲这几个字：机；虚、实；开、阖；顺、逆；标、本。

比如，我想往外走，但有人不让我出去，这叫逆。如果我想出去，有人把门打开，这就叫顺。

后来，我慢慢知道所有这些的理解核心，不是建立在物质的基础上的。而我们现代人的思维理解都是建立在物质的、看得见的有形层次上讨论问题，但中医其实是在能量和信息这个没有形状、看不见、摸不着的无形层次上讨论问题。

生命有它自己的规律，它跟天地，跟星座、行星运行，跟所有的一切都是有关系的。整个世界像是一张很大的互联网，我们每个人都是其中的一个节点，互相连接。所以，信息、能量和物质其实是一个东西，只是我们人为地把它割裂开。

当有病人来找你的时候，他们的问题在不同的层次。比如有的是手破了，或者骨折了，这是非常清楚的物质层次，这个部分看西医，看现代医学很合适。因为中医治疗物质层次的外伤相对慢一些，我们又很难找到念咒语就可以马上治好骨折的祝由师。

有时候你会碰到另外一类病人。比如一个女孩子怀孕 3 个月，她不想要这个孩子，做完手术之后，她非常难过，哭了 10 天也不能缓解，到了晚上又非常害怕。这种情况是从流产手术结束后开始的，属于典型的能量和信息病。

我们可以从各方面试着分析她的问题。比如，首先是人流导致她的子宫受伤了，在中医看来，子宫受伤她会肾虚（kidney deficiency），然后血虚（blood deficiency）。

但是她为什么那么害怕和难过呢？如果从心理分析来看，因为她失去了某些东西，但是不是这样呢？

这个病人当时在包上挂了一个小娃娃，看着它我心里有些触动，就问她，家里还有没有这样的小娃娃？她告诉我，家里有 100 多个。

虽然她在物质、能量、信息的层次都存在问题，但核心的问题，也是我们所说的机——最关键的点，她的神（spirit）跟这个被打掉的孩子的神（spirit）连在一起了。

有时候，我们会突然很高兴或很难过，或者突然产生一些想法。其实这些不一定是自己的想法，但是我们的意识会认为这就是我的想法，然后按照我们习惯的反应模式和行为，来回应这个外来的想法和由此产生的情绪。

所以，其实是她的神影响了她的气，然后影响了她的身体。而且这个神又跟某个灵界连在了一起。当她说家里有 100 多个玩偶小娃娃的时候，我后背的毫毛都立起来了，一阵发冷。这些小娃娃，也是一个接收器，联通着这方面的信息。所有这些力量的叠加形成了她现在这么一个状态。

这些方面的内容，是古代中医很重视的部分，《黄帝内经》中有记载。汉代以前的中医仍然重视着关于神的部分，但是汉以后就渐渐减少了，再后来的中医慢慢地就变成了从灵性身体（spiritual body），然后开始到能量身体（energy body）这个层次。我们今天重点讲的是关于 energy（能量）这个部分。

古人对于世界万物的理解和我们不同，我们现代人认为世界万物是有形状的，而且每一样东西是有边界的。我在这里，桌子在那里，我的手不可能伸到桌子里面去。但是在能量和信息的这个层次，其实所有的东西都是一锅汤，都混在一起，像交响乐。

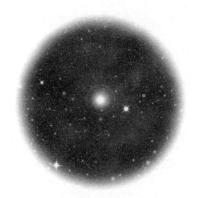

图九　能量气场

从无形层面讲，我们的神识是最中心的源头，像一粒种子。神识在某个空间，然后虚空中的能量开始聚过来，聚到一定时候，开始变成有形的、物质化的东西。

古代的巫术或者古代的中医是治疗这个原点——神识的部分。现代中医的重点是在原点外围的能量，这个能量是一个气场，一直在波动着，周围的无形物质也都在互相交流、交换着。当这个交流出现问题的时候，物质层面的身体就会有各种各样的症状。**中医的重点不是治疗这些症状，而是治疗它和所有其他物质之间交流的障碍。**

这种障碍可以说是有共时性的，既是能量之间的障碍，也是粒子之间的障碍，它可以表现为细胞和细胞之间的障碍，最后具象于身体的组织层面，比如肺和大肠、脾胃和肝胆之间的障碍，它同步在生活中，是人际关系的障碍，也是我们认知世界的障碍……

比如针灸，每个人都是一个看起来独立的能量体，但他在不同的时候、不同的环境，甚至跟不同的医生在一起，会有不同的反应。

我们做针灸的时候，会认为这一针下去是插在某个穴位上，但这部分的作用是有限的。比如，某个穴位是专门治疗某个与这条经脉的相关问题，这是我们现代人的、物质层面的想法。但是实际上，这一针扎进去，就像是往湖水里扔一块石头，它的影响是全面扩散的。

所谓生病的人，就像一个湖，里面可能有太多的水草、垃圾，或者湖水里有很多的石块，甚至有一堵墙，当水波碰到这些东西就过不去了。

每个人的身体有他个性化的体质，有物质的结构，也有气（能量）的结构。如果我的能量结构是一个杯子，几十年来都是以这么一个方式在跟外界交流，那么，我能得到的就只是这杯液体。如果她是一台电脑，几十年来是以另外一个方式在跟外界交流，她能得到的东西就和我不一样。

真正难治的病，不是它已经长成的物质形态、物质结构，是这些物质后面的能量结构已经固化。如果这个房间的门啊、窗户啊早已封上，我们只能从那个小洞钻进钻出，房间里堆满的杂物无法搬运出去，也没有可以流通的空气，问题就比较难处理。

我们治疗的是能量如何跟外界交流的状态。

这里需要说一下关于神的部分。我们有先天的元神，也有后天的识神。很多现代人的病，是后天的识神，比如被灌输的思想、意识、教育和各种信息、杂讯等太多太强的时候，干扰了先天的元神。

我碰到的一些病人，非常敏感又不够稳定，容易受到现代社会过多的信息和各种能量的影响。这种情况，去医院检查就会有各种各样的诊断，比如神经官能症、更年期、抑郁症、焦虑症……或者中医说是肝气郁结，心气虚……

对于这一类人来说，他如果能够早一点睡觉，晚上少用电脑，在自然的环境里多待一些时间，尽量少去地铁、商场这些人多杂乱的地方，并保持一定程度的运动量，让自己的神慢慢地平静下来，能量就会慢慢地收聚起来，然后一切都会好转。

所以，一个病人是病在神的层次，还是在能量的层次，还是在肉体的层次，要分清楚重点。有些人因为长时间玩游戏、上网，甚至吸毒，这些影响了神，才产生了后面能量和物质层面的问题。

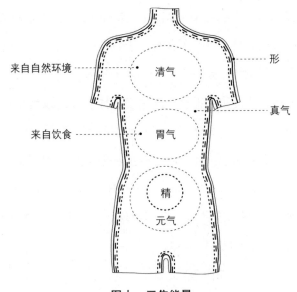

图十　三焦能量

上面这张图表示的是我们能量的形成，下焦、中焦、上焦的能量合在一起，形成了全身的能量不断地开阖。我们因为基于物质层面的理解，所以把它分为上、中、下三焦，还分为五脏，心在这里，肝在这里，好像都是分开的。但是，在古代的中医眼中，没有上、中、下，也没有一个个独立的内脏，而是一团周流的能量。

比如我们常说的肾虚，其实不光是指肾脏、腰部或者小腹这里虚，其实是身体最深处的能量虚，阖的力量缺失。

再比如，说到能量的运动，人体的能量是有一个总体的开阖方向的，这个最重要。而具体的肝气怎么走，肺气怎么走，这是第二位的。能量的总体开阖方向，是夏天开，冬天阖；白天开，晚上阖；工作、玩乐时开，打坐、睡觉时阖；开中有阖，阖中有开……

比如有的人晚上会出很多汗，有两种可能，第一种是他身体里有过多的能量，不管是食物能量过多，还是湿热，还是太多的思考……总之内部能量过多；到了晚上，身体的能量跟着天地的能量一起往内部阖，内部的能量更多了，装不下了，溢出，汗是其中的一种表现。第二种的原因比较简单，因为虚而阖不住。

中医的治疗，是恢复人体的正常状态。正常状态只有一种，异常状态有很多很多。

这些是中医里面最基本的东西。但是我们现在的治疗，往往过于关注各种症状，然后试图去解决每一个不同的症状，让它平息，认为平息了这些令人不适的症状后，人体就能正常。

现在很多教材偏爱重点介绍，比如某个穴位或者某个药，它是治疗咳嗽，或者是治疗肺或肺经，或者治疗肝或肝经，虽然有参考价值，但这种有局限的解释和思考方式，容易让我们陷入一些细节，忘掉了人体的总体方向，忘掉了病症之后的背景。

比如说，一些初学者在把脉问诊的时候，他会判断病人"心气虚"，然后在方子上加一个药（或加一个穴位），等到一系列的判断下了之后，他已经加了很多药，出来一个很复杂的方子，但是这个方子的整体方向已经乱掉了，没有考虑目前身体需要的气机开通的大方向。

这样的方子也许在解释上、概念上会觉得很有道理，所有的症状都顾到了，但可能因为总体思路不清晰，大方向没有找准，病人吃下去效果不一定好。尤其是现代人的病，大多很复杂，虚实、寒热常常夹杂在一起。

下面我讲一讲传统中医是怎么来临床辨证的。

这个辨证过程跟现代教科书不太一样。比如说，大家常常会听到这样的说法：西医主要是治标而不是治本，它处理的都是症状，而我们中医是治本的。

但是，我们现在教材里讲的辨证，是根据一系列的症状来分析，这个思维过程，关注的是"异常"，而非"本来"。从逻辑上看，还是在失常的结果中推断它的原因，并非我们常说的"治本"。

在大多数现代中医的临床实践里，只能说是在能量层面的治疗，其实它治疗的也都不是本，它仍然是在治疗一个一个的病状，比如说肝气淤滞啊、心血瘀堵啊、肾气虚啊。还是在治标，没有治本。传统中医，所有的这些症状只是作为一个分析时的参考。

那什么是古人说的"本"呢？人体的常态，也就是他神的状态，整体的气机格局，能量的虚实、渠道是否通畅。

当病人一走进诊室，有经验的中医就能够知道他的神是定的还是震荡的。如果神的这个部分是混乱的，这个部分就是首先要治疗的，然后再看他是属于虚或实。

比如他非常虚，身体里面的能量水平很低，长期下来，身体会形成一个适应低落能量的架构，比如减少远端的气血供应，减少不是第一重要的脏腑气血供应，这样久了，身体最深入的气脉自然会干涸封闭。

那么，他所有的症状都是因为他的能量虚而逐渐形成的。所以在这个背景下，你看到他肺气有点虚，脾气也有点不足，肾气也虚；因为肺气比较虚，所以那里有一些阻塞，有风寒湿、有痰堵在那里。但这些都是结果不是原因，不是我们首先要治疗的。

人体最基本的能量运行方向就是开和阖，这个开阖的程度如果足够，会让身体内部气血的量和运行达到良好的状态，反之，足够的气血也会支持饱满流畅的开与阖。所以，当人虚、能量不够，到了需要开的时候，比如白天或者夏天，内部能量不够，开不出来，这意味着他体内的风寒湿等东西，就会停在身体的某个地方。

或者是体表没有能量，手会冷，肌肉也不丰足；或者勉强开出来了，但里面没能量了，阖不住了，肚子或者脚就会冷，睡眠也会出现问题。然后呢，身体气化不掉的脏东西就会停在里面，容易过敏、咳嗽、便秘，或者寒湿停在肠胃里产生腹泻。症状看起来完全不同，其实是一个问题，因为虚或堵，转不开，也阖不住。

刚才说的是一个倒霉蛋，他所有的部分都受到了影响。通常，我们遇到的病人，可能这个人是表层的部分不能开，那个人可能是中焦的湿滞，第三个是深层的血分瘀滞……

我们的三个圈，下焦是最里边的，然后中焦，再是上焦；下焦有能量，中焦才会有能量，上焦才会有能量，然后才会有卫气。

最近几年，我发现大家得的感冒跟以前的不一样，现在很少发现单纯的感冒。以前的感冒通常是下焦还有能量，中焦也运转得不错，只是有一些寒湿邪气在表面，所以只要开一下就行了。方法很简单，可以喝姜糖汤、拔火罐、扎针、拍打、跑步；用方子的话，可以用柴胡汤，也可以用桂枝汤，其实只要它的方向是开的，都会好。

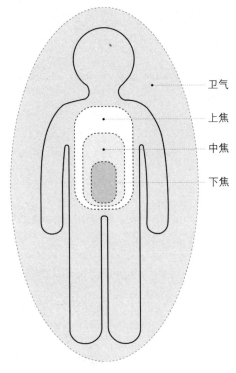

卫气
上焦
中焦
下焦

图十一　能量图

　　如果你还能区别出每一个不同的方法或方子，或某一个穴位，它们在开的细节上有什么不同，那当然是非常好的。但是第一重要的是，你得先知道他现在这个病的本质，身体是需要开还是需要阖。

　　现代人的很多感冒，是人体的下焦或者中焦没有能量了，然后身体本能就会阖，阖的过程其实是能量往里面收，所以邪气也跟着往里边走，产生各种症状。所以重点不在于他是感冒，还是拉肚子，还是癌症，而是说他现在的能量水平在哪个阶段。

　　某些很严重的病人或者老弱的病人在某个阶段，比如因为天气、季节、节气的变化，他最近的能量结构也有相应变化，可能内部的能量多了一些，那个时候反而需要适当地开。如果我们认为他看起来很虚，而去补，可能就错了，要看当下这个人体的状态。

我们在治疗时，要考虑人体此刻的能量是虚还是实，以及哪部分虚哪部分实，它需要的方向是开还是阖，还有因为能量的虚实和分布，决定了它能开到中焦这一层，还是可以开到上焦表面这一层。

有的人需要开，但他只有不多的能量，还有邪气。依靠他自己的能量，只能开到某个水平，但是如果我们用药物或者用针灸来帮助他，或者是让他泡个脚、洗个桑拿，开到了某个更高的水平。或许没留意，开过了，开得太过当然也会有问题。但是人体需要开，你帮它开，总比错误地帮它阖要好得多。

我说这些是因为现在中医的诊断和治疗，在宋以后发展得过于细了，常常容易忽略大方向。就像我们如果觉得热，就需要选择薄衣服，觉得冷就需要选择厚衣服，但是我们现代人可能会先考虑衣服的款式、料子、上面的扣子或者兜子怎么样，而没有考虑最基本的需求。

所以，当你在判断大方向的时候，要忘掉中医称呼这个病什么名字，西医称呼它什么名字，有什么症状，有什么辨证的分型。

所有的疾病只有三个阶段：

第一阶段，是属于有能量的阶段，很好治。这个阶段只要针、药没有弄错大方向，即使不治它，让他好好吃、好好睡、不乱来，是有可能自己就好的。比如很多慢性病患者，或者是小孩子，他其实有能量，会出现发烧或某些看似"趋重"的症状，有可能是他身体内部的能量正在积攒，准备把邪气排出，正在打仗。

但是我们现代的很多医生不了解这个背后的原因，看见症状，他会说这是个炎症，要赶紧消炎降温，输很多液体，这个治疗从能量层面是一个反的方向。医生要了解此刻病人身体内部的能量格局，什么对它是顺，什么对它是逆，医生是不能随便来决定方向的，必须站在病人的基础上看他此刻的身体气机需要什么方向，再帮助他。

到了第二阶段，就有各种可能性了，很多病都属于第二阶段。下焦虽然不足，但还有一点能量，中焦比较差。这样的一种能量格局，在100个人的身上，至少会表现出100种症状，100种脏腑经络气血的细节变化。

我们治疗的大方向，首先还是让他的神安定，然后告诉他不再损耗下焦的生活方法，小心地吃药和食物，不给中焦添负担。需要一些时间，让他慢慢地能够阖，阖到一定时候，身体才有可能开出去，才可以把脏东西扔出去。至于用什么方法，中药、西药、食疗，或者心理治疗、站桩、太极、瑜伽都可以。只要能让他神定，然后下焦不再损坏，中焦能慢慢地起来，第二阶段的人体自然会康复。

到第三个阶段，炉子里只剩下一点点火星了，就像在冬天，寒冷的房间里只有一个虚弱的人，灯很昏暗，也没有暖气。这时候的调理就要很小心了，尤其对虚弱到极点的人，他连扎针都不合适了。当身体没有能量的时候，你再扎针，想把这一点点的能量调到哪里去呢？

他已经这样了，暂时什么都做不了，因为一不小心就会把那一点火星给扑灭了。所以这个阶段如果你给他发汗，或者帮他泻下排毒，或者给他来个活血化瘀，就属于过犹不及。当他连正常的饭菜都消化不了的时候，是我们要给他时间，帮他一点一点地转起来。就像很小心地把炉子里的火星挑起来，轻轻吹一吹，然后才可以小心地加细柴火，把炉子重新烧起来。

现在的问题是，大多数的情况下，一个个很累的医生，再走马灯地去应付一个个更累、更疲劳，心里还有无限牵挂的病人，病人也没精力去理解医生到底在说什么，听不懂，也不想听，然后只是寄希望于这些药，3个月，6个月地吃下去，结果症状没有好。然后跟诊的学生们就在琢磨他到底是肝气虚，还是肾气虚、心气虚，吃党参好，还是当归好，还是黄芪好……

其实，人体只要有能量了，开始正常运转了，就会好。因为所有症状的产生，其实都是邪正斗争，所有斗争所在的层面和病势进退的方向都是由人体的正气多寡决定的。

前些年，我开始给中医学院刚刚毕业的大学生，或者想学中医的成年人上中医课的时候，我常说，中医其实很简单，先忘掉那些复杂的东西，就像先搞清楚这个孩子渴还是不渴，要是渴，给他一杯水，要是不渴，让他自己安心玩。

至于说合谷好，还是太冲好，还是外关好，这些了解虽然也很重要。但是更重要的是你必须知道这些穴位对于这个病人来说是开还是阖，病人目前是需要开还是阖。所以，即使我们有很多症状的时候，在第一个阶段，并不是很严重，因为在中医来看，人体有能量，所以它在打仗，而且往往是胜仗。

很多所谓被中医或者西医声称已经治好的，是因为症状暂时没有了。我们以为治好了，其实进入了第三个阶段。而有时候，病人的症状加重了，大家以为治得不对，其实是他在从第三个阶段往第二个和第一个阶段前进。这就是我们一开始讲的势，发展的趋势。我们需要分清楚，他已经走在要回家的路上了，还是离家越来越远了。

所以当进来的病人神很定、思路很清晰，也比较放松，说明他的下焦还有。我就心里一阵轻松，没问题，他会自己好的，只要不乱来就可以了。但有时候进来的人，虽然症状很轻微，但是他的精神很强硬，下焦又虚弱的时候，那就要小心，即使是感冒也要小心。我们治疗的都是残局，一盘没有下完的棋，必须要看他还剩多少棋子，有没有车，有没有炮，还剩多少兵。

所有的治疗是基于他本来已经有的资源，才可以去做我们想帮助的事。重点就是，只要下焦、中焦有，身体自己就会开。虽然开的时候可能脸上会长包，可能皮肤会过敏，可能会吐痰，有很多的症状，但是其实他正在变好，你需要治的不是这些包，这些过敏和痰，其实是帮助他完成这个过程。但是，当他吐痰吐得太厉害，过敏太严重了，或者太痛的时候，你帮助控制一下，减轻他的痛苦，这个叫做"度"。但别忘了大方向，不能被这些症状迷惑了。

医生看诊，通常只能跟病人待 10 分钟，最多半小时，会给他开方子，告诉他什么该做，什么不该做，以及背后的道理。但往往病人们走出诊所后，还是容易按照自己的习惯生活。

比如很多中年男人，肚子很大，他们经商或者坐办公室，每天都很累，打很多电话，握很多手，不得不一顿顿地喝酒吃肉，或者要写很多文件。长此以往，到了下午 6 点钟的时候，已经很疲劳了，思路也不清楚了，因为他的神、气都散在外面，就这么年龄慢慢增大，会容易有高血压、高血脂，会有脾虚、肾虚、水肿。

我们知道这种情况下他们需要阖，但是，受目前普遍的"健康理念"的影响，往往他们下了班之后呢，才吃完饭或者还没有吃饭，就去跑步机上面跑，或者吃完饭去桑拿。当需要阖的时候开，而且开过头了，很多人就这样猝死了。

做中医普及课程的时候，有时候，好学好问的学生们会把老师弄晕掉，他会问绿豆好还是红豆好，跑步好还是打羽毛球好，静坐好还是瑜伽好。

大家只要了解，所有的运动、所有的生活、所有的内容，其实就两个方向——开、阖。我们只要知道大方向，细节可以自己去选择，带着观察和体会去选择。当人体在一个开多阖少的状态的时候，我们需要小心地保护玻璃杯不要被打破，不要再让里面不多的水再晃出来，让它慢慢地阖……

等下焦有了，中焦也开始顺利运转的时候，身体表里的气机才会有全面正常运转的条件，才会从物质层面的肠子、子宫、肌肉、皮肤开始排除各种淤积的毒素。在人体的能量没有让中下焦运转正常的时候，我们先用各种方法通啊泄啊补啊，会效果不好或出现其他的问题。

等到能量渐渐从中焦、下焦充实到了上焦，然后身体上、中、下所有的能量都转通，像一个圆一样，所有内外的气脉都有能量流动。这时候，身体的气机运转良好，才有条件把停在各处的脏东西排干净，才可以说健康真正恢复了。但是，这对医生来说有难度，因为这不只是医生单方面能做到的。

那些非常敏感的人，比如练瑜伽的、打坐的、吃素的，或者有虔诚的宗教信仰的，还有小孩子和身体虚弱的人，他们比较像一个透明的玻璃杯，肌肉也不是很结实，思想也不是很强大。所以，保护自己的力量不大，但是因为非常透明，容易接收到很多信息。

有很大一批被现代心理学界定的病人，其实他们心理没有病，只是因为他们太敏感而稳定性不够。如果他们能够时常做一些肌肉的训练、动态的训练，帮助他们建立外在的肉体层面的保护层，这样，精神层面的保护同时也会相应建立。

打坐或瑜伽，能帮助他们逐渐分清楚他们的那些想法、情绪等反应，是自己产生的，还是受到了外在的某些影响。等到有能力看清这些之后，他们这些身体或心理上的问题很快就会好转。但是，现在这些人受到中医、西医和心理学的过度诊断和治疗，陷在"我有病""要治疗""得吃药"的概念中。

下面讲最后一点。

我们说过，关于人体能量的格局和正邪斗争的大方向，关于虚和实、开和阖、顺和逆，按照《黄帝内经》的观点，通过三个方法可以明白这些。

第一个方法是通过读书、思考，通过逻辑去分析，还有望闻问切。

第二个方法是《黄帝内经》说的，通过触摸人迎、寸口，或者三部九候，直接去感觉能量的象。《黄帝内经》有很多条文，在国内大学里面被认为是唯心主义，出版前就把它给去掉了。

但要学好中医，这些不能丢掉。它说得很清楚，学习中医需要打坐，慢慢训练静观的能力，把脉的时候，心要非常的虚静。原文是"持脉有道，虚静为保"。那个时候，医生像一面镜子，这个病人有什么问题，不是你推论出来的，不是你猜测到的，它就在那里，你直接知道。

第三个方法来自《黄帝内经·灵枢·九针十二原》。它说，粗大的医生只关注有形的身体；有精微感知力的医生，会同时关注人的神。粗大的医生，会只关注关节和穴位；经过精微化训练的医生，会抓住变化的这个机。我们所说的这些关节、穴位，不能被看做是有形的皮肉筋骨，而是看不见的神和气出入的一扇门。

我今天讲到这里。谢谢大家！

附录二：经典中医与现代社会

时　间：2013 年 9 月 13 日

地　点：上海三言舍

主　讲：傅海呐教授　李辛医师　薛史地夫教授

主持人：睢天舒

主讲嘉宾：Dr. Heiner Fruehauf（傅海呐教授）

美国国立自然医学院经典中医学院创办人

客座嘉宾：李辛医师

上海自道精舍顾问，北京东源文际医疗中心顾问

主持人：薛史地夫教授

世界和疗医学会中国分会副主席

睢天舒：各位朋友们，下午好！我非常荣幸地代表外滩 3 号欢迎大家来参加我们第 36 次的三言舍。在前 35 次的讲座中有一次是跟医疗和健康有关系的。是在去年 5 月份的时候，题目是由哈佛大学的教授来做的一次演讲，那次在座的有哈佛大学公共医疗卫生的院长，有美国克林

顿总统前公共卫生的顾问，有哈佛大学中国基金会的主席。

那次的开场白他跟大家幽默了一下："我知道今天到场的人都有两个梦想，一是如何活到100岁，另一个是我们自己和我们的孩子如何进入哈佛大学。"今天我们的主讲嘉宾傅海呐教授跟这两个梦想都有关系：

第一，他知道怎么能让我们活到100岁。

第二，他曾经拒绝了留在哈佛大学任教的机会，而去完成他弘扬中医的使命。

那一次关于医疗卫生的演讲，有一位观众问了一个很重要的问题，但是演讲嘉宾们并没有讲得很透彻。问题是一位哈佛大学的医生发问的，他说："中医如何在现代社会跟公共卫生中发挥它的作用？"

我想今天的嘉宾会就这个问题展开更有深度、更令人反思的回答。

薛史地夫教授：大家下午好！非常高兴能有机会和大家在这里一起探讨经典中医和现代中医。非常荣幸邀请傅海呐教授和李辛医师一起来就这个话题进行讨论。

首先我想定义一下，经典中医（CCM）和我们常说的传统中医（TCM）有什么区别？经典中医的含义是什么？我们日常所说的中西医结合和经典中医又是什么关系？我想就这个问题首先给大家做一个陈述。

在西方，经典中医是属于另类或者是替代疗法，它并不占据主体医学的地位。但是在当今，像北美有七个自然医科大学，在这七个自然医学大学中都有经典中医系。

我想请傅海呐教授跟大家解释一下，如果想进入经典中医学院的话，首先需要学生写一份申请书，申请书上要陈述他对经典中医和现代中医有什么样的认识，这两者之间是有本质区别的。首先请傅海呐老师给大家讲解一下他自己对经典中医和现代中医（或者我们称之为中西医结合的中医），这两个概念有什么主要的区别？

傅海呐教授：我对中医产生兴趣，是因为自己曾是一个患者，在几十年前患了癌症，通过中医的方式治好以后，从此就对中医非常有信心，而且知道中医有办法把一些西医解决不了的问题解决好。

后来发现，教自己的老师们，看病的医生，在大学里反而是生病就吃抗生素或者生病就做手术，他们开的药方效果也不怎么好，但是叫的是传统中医（TCM）。我分析了以后，觉得近代的中医学并不传统，实际上是中西医结合。

由于历史的原因、政策的原因，中医很多精华的东西，像处理迷信一样，在那个过程中把精华也倒掉了，导致后来临床效果就慢慢变低了。所以我们在西方自己建立了中医系，主要目的是让学生在学校学到最好的临床疗效，所以把传统中医叫成经典中医。

经典的意思是什么呢？我原来是汉学家，有时候就很呆板地从汉字的意义上解释问题。"经"是个很有意思的词，它是主线，却隐藏着不容易被觉察到，所以永远不变的真实叫经典。比如，几十年前写的一部小说，几十年以后可能就不会有人再看了。而几千年以后还会拿来看的，就像总是从东边升起的太阳，这就是经典。

在临床上，我们都知道自然医学不仅仅包括中医，它最主要的目的是把所有的病都治好，但是你必须要针对个人情况才行。很有可能你找不到合适的疗法，不能治疗胃溃疡就用一种药让所有人吃。一个治好了，另一个也这样吃，可能一点效果也没有。不同的人需要不同的疗法。疗法也好，中医也好，都有这个规律。所以，经典中医诊断的不是物质的东西，而是一个磁场。

"经"也有"传播"的意思，就像丝绸几乎看不到结构，却是由线连在一起的。古人了解我们现实的生活有物质的一部分，但物质是由一种非物质的东西和合而成的，它的根就在看不见摸不到的99%的暗物质里面，但我们现代人总是执着于物质的那一面。

它的根，它的道，它最主要的部分就是在摸不到的那一面。所以，"经"总是把物质的东西跟非物质的磁场连在一起，而且，"经"可以让未来的人看得到我们平常人看不到的那个磁场。

经典，随时提醒我们不要老是执着于物质层面，还有更重要的层面。医生必须要在诊断过程中诊断他的根、他的磁场、他的症，才能把身体的肿瘤消除掉。如果只是把它切掉，后面还会再长出来，因为它的磁场还没有改变。

我理解的经典，是无处不在，不仅是在物质的层面，更是在气和神的层面。这是最高的层次。只有治疗这个气，治疗这个神，才能把形彻底地治好。

薛史地夫教授：几千年以来，经典中医为中华民族的繁衍生息做出了重要的贡献，尤其是近100多年来，经典中医也经历了很多风风雨雨，跌宕起伏。很多有识之士，像民国初年的张锡纯等这些大学问家，总想在西方医学的强力冲击之下，想出一些办法把经典中医维护下来，他们做了很多努力。

改革开放30多年来，我们国家也重新意识到经典中医是中华文化的瑰宝，应该把它很好地传承，在全世界发扬光大。

李辛医师以前曾在体制内做过老师，我和李辛医师在交流过程中发现，他对经典中医有着独特的见解和热爱。就这个话题，想请李老师也谈一谈我们如何认识真正的经典中医。如果国家有这个意愿和能力来传承和发扬经典中医，应该从哪些方面入手做好这个工作？

李辛医师：作为经典中医，它研究的是关于人的生命活动，研究的重点不是我们现代人看得见摸得着的物质身体。我们知道，这个世界所有的一切，包括我们的身体有三个层次同时存在。既有我们物质的身体——肉体，也就是现代医学研究和处理的对象；还有能量，就是中医说的气；还有一个就是精神或者信息的身体。

现代物理学说物质、能量、信息其实是一个东西，在不同的层次或者时空当中的三个显现。

所谓经典中医是在几千年前就已经成熟的一门学问，古代人跟我们现代人不太一样。古代人的感受有点像我们现代世界尚未被人类文明充分征服的地区，这些地方的环境和人是与自然天地在一起，没有我们这么多人工的影响。从能量、信息的角度来讲，他们人与人的交流，人与自然的交流是流动的，有生命力的。

生命的运作真相不是光用概念、图像和语言就能解释清楚的东西。生命像交响乐一样，有它的节律，有它的信息，有它的感染力。经典中医研究的是生命无形的能量和信息的部分，而作为我们现代人，从小经过现代教育灌输的大脑，和这个无形的部分，就像一个比较难兼容的程序。

用这样一个物质世界的程序，去研究古代无形的东西，就会出现很多没办法对接的状态，这是经典中医在现代社会里的困境。不仅仅是中医在现代社会的困境，也是西方传统医学，比如和疗以及所有的民族医学所存在的困境。

要传承和发扬经典中医，可能需要几个因素：从教育来说，老师首先需要有非常丰富和实际的临床经历。我是从中医大学毕业的，当时教我们的老师60%到80%较少接触临床。大学里面的老师分成三类：第一类做临床，也教学；第二类只是讲课和做研究；第三类写书，然后讲课。缺少实践经验的老师，只能在文字和文化、理论上传承中医，那么很多精华就会丢失。

第二是教学的方法，目前，国内学中医都要先学西医，西医是关于物质身体的科学，所以我们要学解剖学，要学电子显微镜下的微观物质，要学药理学，分子结构，要了解相关仪器。但中医研究的是气，是无形的东西，如何去感受它？如果没有这样的一个训练，是很难体会到的。

这个部分，有传统的训练方法，比如练习太极拳、静坐、站桩，或者琴、棋、书、画等。学习这些内容，看似和中医没有直接的关系，但它可以帮助我们训练细微的感受力，这部分在中国传统文化或中国传统哲学中是合一的。对于仅经过现代科学思维教育的学生来说，如果没有训练这些，会很难体会到传统中医讲的是什么。

如果未来的教学重视这两样基础——有临床经验的老师和传统的内在训练，我们就能有越来越多的优秀的中医来传承和发扬经典中医了。

薛史地夫教授：自古以来我们有一个说法——医易同源，被中华主流文化的代表儒家尊称为"百经之首"的就是《易经》。它对我们儒家思想的形成和演变，以及对众多医疗巨匠们的世界观和生命观产生过巨大的影响。

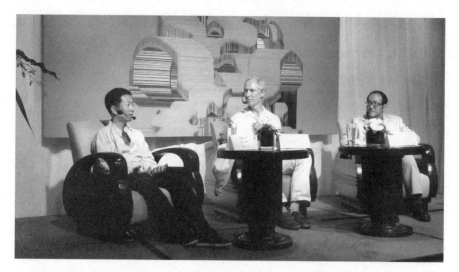

图十二　李辛医师（左）、傅海呐教授（中）、薛史地夫教授（右），
2013 年 9 月在上海三言舍的现场讲座。

医圣张仲景在他的著作《伤寒论》前言中就曾描述过："夫天布五行，以运万类；人禀五常，以有五脏。"也就是说中华传统文化"经"的根本就是《易经》，它超脱了我们通常所描述的唯物主义和唯心主义，创建出了非常优美的对生命和对宇宙诠释的方法，有人称之为"天人合一"，又有人把它描绘为"心物一元"。这种宇宙观和生命观对经典中医的形成和演变一直起着巨大的影响。

这方面我有幸十几年前在美国就开始阅读傅海呐教授书写的文章和书籍。下一个图片是对教授这几年以《易经》为本，从而诠释生命演变过程中他自己的理解。请傅海呐教授给我们讲解一下经典中医的生命观和宇宙观是什么关系，正确地理解以《易经》为本的生命观和宇宙观对我们正确认识经典中医有什么重要意义。

傅海呐教授：传统的中国文化可以说是从《易经》这本书中来的。

中医里面也有这么几句话，医者易也，意思就是"医"这个词没有易就不能完全理解它。刚才李医生也说得非常清楚，它有物质的那一面，有精神和气的磁场那一面，必须要连在一起，本来是一个东西经过不断地转化，只有一个目标是通，无论你怎么用《易经》就是让这三个层次通。

刚才李医生已经讲了，通过自己的修炼，在中医里面叫练功，比如静坐、太极拳、导引、瑜伽、琴、棋、书、画等这样的方式，就会越来越可以直接地感觉到气，如果能悟道这当然是最好。我们可能没有这方面的才能，还差得很远。

《易经》作为一门科学，也是象征的意思，所以埃及人也好，玛雅人也好，或是古代的中国人，他们最理解这门科学，中国的汉字每个字也是一个象，它有形象，但是它代表的是一个能量、一个磁场。

"象"本来是大象的意思，古代的时候没有摩天大楼，大自然生产出来最大的东西就是大象。所以你可能在一个磁场感觉不到，比如让你描绘一个人是怎样的，你讲半天也讲不清楚那个人的体质是什么样的，如果你说他跟老虎一样，通过这样很形象的比喻你就会感觉到他的能量。所以古人就用植物、动物来描述天上、地上的一些东西，这就是古人最高的一种学问。

我们在中医里面所运用阴阳、五行、肝脏、肾脏……中医说的肾不是西医所说的肾，中医只有12个脏，西医有几百个，甚至几千个不同的细胞组织结构，这12个脏实际上跟12个星座配在一起。所以古埃及人、巴比伦人、印度人、中国人，无论哪个国家的人，你看他们的文化精神都是以12个星座为基础的某一套方式，让人知道天上怎样，地上怎样，人一定也是怎样。古人把人当成一个小宇宙，用大宇宙的语言去分析和描绘这个小宇宙的功能。

对我来说，这就是经典中医，要了解中医的肝是什么，就千万别搞什么解剖学或是生物化学，那是了解西医的肝。比如说古人把肝跟早上1点到3点的时间相匹配，很多人在那段时间不睡觉，就会影响肝。古人认为，1年当中的1天就是缩小的1年，在古代12月份的时候，大概就是我们现在所说的阳历1月份的时候，是一个磁场，那时候天气还比较寒冷，夜比较长，有各种各样的现象，描述一些动物在这个时间段是怎样的。

所以，古人把肝放在这个位置，通过时间去描绘，用12个象来描绘这个组织，把12个脏腑跟中国最主要的12条河流配在一起，大肠跟长江是配的，肺是跟黄河配的。你想了解大肠的时候，不仅要了解早上日出时候和1年中2月份的时候，还要了解2月份天上有什么星象，你要了解长江是什么样的河流，它有什么样的功能和体质。

在古代，大肠、肛门不是不好的东西，最干净的东西才能够接受最脏的东西，而且只有肛门是可以"生产"东西，肝脏、心脏你看不到摸不到。小孩到一定的年龄，发现这东西是他生产出来的，就喜欢得不得了，抹在墙上画画什么的。农民把粪便拉到五角场那里，他们知道这是好东西，又把它撒在田坝上，生长出来的东西再拿到市场上换钱，实际上把粪便转换成钱了。为什么上海那么富有？为什么整个中国这个地方最厉害，有它的道理，古人那时候已经看出来了，虽然那时候还没有上海，他就已经知道中国的这个地方最厉害。

最高深的医学就像刚才李医生讲的，如果你只是从物质方面、解剖学、生物化学去理解身体，那就太简单了，这意味着你只理解了它的2%，还有98%你还理解不了。所以，古人把最大的精力放在了解它的功能上，德国的一个医生 Shino（音）写了两本书，讲的也是回归到中医的角度。

通过各种各样的象描绘 12 种不同磁场的性质，用 12 个星象来代表 12 种不同的星座，我们都知道这是事实。有时候开玩笑，比如我是巨蟹座，巨蟹喜欢在背上带个壳，它随时随地都可以钻到那个壳里面去。所以我喜欢家，这次在外面已经好几个星期，虽然今天可以跟这么多优秀的人在一起聊天，又是讲一些我最喜欢的题目，当然是一种享受，但是时间长了我就觉得好像缺了什么一样，巨蟹座的人就是这样的。如果从中医的说法我是属牛的，所以我的命太苦了，假如是属猪的人就会舒服一点，喜欢睡觉什么的，我们都能体会到它确实是这样的。

借动物来描述能量场的功能，古人就是用这样的图形、动物，用比较容易理解的事物来描述不容易理解的东西，把它具体化、形象化。我们现代人的思想都是物质化的，所谓的科学也是这样，我们知道有能量，但是却要用物质的方式证明它，这样永远不会了解。所以古人了解的方式非常适合人类，人类总是执着于物质方面，要让他跳出这个框框，贯穿到真正根本的事情上，这就是《易经》的方式，用象来代表一个功能。

我们经常误会说《易经》只是算命的东西，当然它确实也可以这样用。比如说我的学生也有这样的，哪怕是再成功的人，突然不知道为什么要离婚，他根本不了解，在这种情况下算一个卦是很神奇的。在这个世界上没有任何事情是偶然的，包括卦。

我最喜欢汉代的一种由 3096 个石子组成，把每个卦象变成另外一个卦象，给你说得清清楚楚，里面是什么情况。它好像是一堵墙，这是我的现实生活，为什么在这个状态，它前面那个气场是怎样的。在这种情况下算一个卦，有了象，让你理解了，就容易接受。这实际上也是心理学，让你理解你为什么现在这时候掉到坑里面，为什么要受苦，当你知道了就不觉得苦了。《易经》的伟大就在这里，这是我们大家都缺少的。

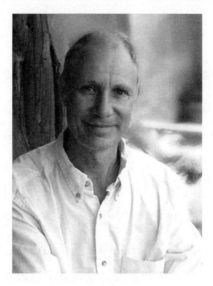

图十三　傅海呐教授

薛史地夫教授：几个月前我有幸和李辛医师认识，李辛医师对经典中医有着自己非常独到的、精深的研习，他也从事过一段时间的心理医师的工作。昨天我们聊天的时候李辛医师提到一个有意思的现象，当时我是去常熟拜访他，他就提到这个名字——常熟，肯定和食物有关系的。离常熟不远的地方还有太仓，太仓刚好就是和我们脾胃的经络相关联，也就是说在长江三角这个地方可以把它理解为中国的胃口，这也是我们天人合一的哲学理解。

在这儿还想继续请教李老师，您觉得我们目前中医院校的教育，显而易见已经把这些经典的、从象的角度理解的中医，把这些哲学概念当成是迷信，把它当做洗澡水连同水中的婴儿一起泼掉了。您觉得我们弘扬经典中医需要做哪些工作？我们要做一个优秀的经典中医的医者，是不是要回归到我们尊重的那些经典中间，完善我们的象理论，从这个角度入手才能塑造一个新时代的、具有经典中医素质的好医生。

李辛医师：《易经》作为中国文化的源头，是中国人对世界的看法。

在座各位有很多是商业方面的人士，15 年前在商业界有一句话，如果你有一个好的 Idea，要马上去做，不然很快就会有人做。这是为什么？当你有一个想法的时候，其实是人类的整个意识场到了这个阶段，你只是其中的一个接收器，你接收到了，如果马上行动，你有机会变成比尔·盖茨，当然，还得有比尔·盖茨的功力。但是如果你平时因为太忙，你的目标太集中某一点，而忽略了其他的信息，就像收音机一样只找你想要听的东西，某些你更需要的东西就会忽略掉。

不管我们是从事科研，还是商业、医疗，或者摆摊卖豆腐，当我有一个想法，比如 3 年后我希望能达到什么目标的时候，这个念头已经把此刻和未来紧紧连在一起了。这是一切的开始。然后，无形的能量和信息以这个原点为中心开始聚集起来，最后就会实现。我们人生中所有的事情都是这样的，我们的念头决定了我们的人生。

最近，有很多朋友说睡不好，还有很多朋友觉得喉咙有点痛、有点干，有上火的感觉，脸上会很热，有的人还有比较严重的鼻子不舒服。如果我们对于这个世界的认识只是物质的、肉体的，或者只停留在身边的这些物质层面的东西上，就会说这些问题的原因，可能是病毒或者是细菌，或者可能是食物，那我们可以选择干预的方法是非常有限的。

但如果我们知道我们每个人其实像一个个同心圆，我们有肉体，有能量的磁场，有精神的磁场，精神、意识的磁场可能会很大，也许通往全世界，甚至超越太阳系，也可能只是局限于我家 120 平方米的房子。

这个完全取决于自己。

除了我们自己，我们的家人，我们的小家，再往外扩展，还有上海、中国、亚洲、地球，还有太阳系、宇宙，如果我们能意识到我们是跟一切同时存在的时候，才可以说我们离古人讲的经典有点近了。

上个礼拜刚刚过了白露，是秋天的开始，以中医的观点来说，它代表天地之间的能量在往回收阖，相当于一家大公司的资金正在回笼，所以在这个阶段，地球上正在经历秋天的这部分人，身体内部的能量是在增加的状态。

这是一个好消息，我们度过了难熬的40摄氏度的夏天，那是一个极大的开，是大量的往外投资。如果没有足够的能量，今年夏天是非常痛苦的，会撑不过去，资金链会断掉。

在中医来看，今年夏天倒下的人，其实是他身体内部的能量资金链断掉了，至于断在心脏上，还是肝脏上，还是大脑上，这些只是最后的结果，不是原因。

为什么这个秋天我们容易上火呢？其中一种原因，是因为我们生活在上海。上海是一个非常现代的城市，充满梦想、发展迅速的大城市。当梦想太多、发展太快的时候，这个地区所有人的精神能量场都是向外发散的，我们内部的能量虽然还有，但是很难把它收在里面，它容易往上往外散。这是五运六气之外的另一个主要的原因。

如果发生这些症状的人，居住在农村等自然力量比较强的环境，比如黄山、武夷山，这些升浮在上的能量就比较容易回归到身体的深处。所以在中医来看，它只不过是一股能量在身体内部是否充足、分布是否均匀、流动是否通畅。能量没有好坏，只是看人体有没有很好地运用它，这些因为淤堵而不均匀的、错位的能量，如果按照现代医学的命名和理论来看，就是咽喉炎、鼻炎、失眠、过敏……需要被消灭。

说到《易经》，刚才傅海呐教授举了很多例子，这些例子在传统文化或者传统中医哲学当中的概念是非常有意思的——秩序。"秩序"这个词比较多见于西方，西方人讲究秩序，但是从下面傅教授的这张图可以看到，我们中国的传统在讲一个更大范围的秩序。

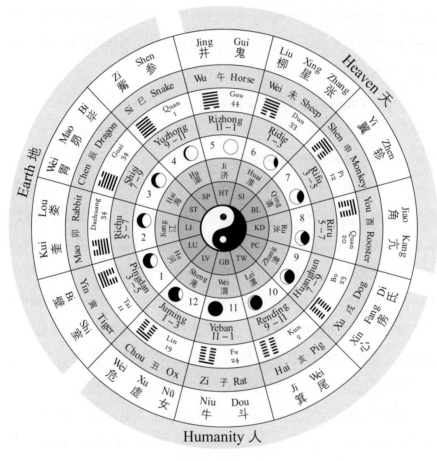

图十四　医易时空图

我很喜欢听经典交响乐，交响乐有各个声部，有时候一首曲子演奏得不好，不是小号坏了或是钢琴有问题，也不是第一小提琴手和第一小号手的技术问题。都没有问题，为什么演奏出来的曲子不好听？

我记得让我最不满意的一次音乐会，是在大学的时候去听德沃夏克的《自新大陆》，这是一首非常有力量的曲子，但是那天的指挥差了一口气，曲子应该到某个高点的时候，她的指挥到不了那里。

这个就回到了我们最开始讲的，生命跟音乐一样，是一种节律，它需要一定的质，需要一定的量，需要一定的力度。生命或者某个曲调得以和谐的重点，不是哪个乐手个人表现得有多好，而是需要在合适的时候，以最合适的方式参与到整个合奏当中。这也是经典中医的一个重要观点。

薛史地夫教授：我们把话题从哲学往临床上引一下。20 世纪七八十年代在尼克松总统执政的时候，当时美国的癌症发病率急剧上升，尼克松总统在国会做了一场铿锵有力的演讲，这个演讲题目就是《向癌症宣战》。

他总是有一种心态，"如果我聚集到一定的社会资源和知识、有能量的人物，我们就可以做到一切"。当时尼克松宣战的战书下了以后，国会给予了非常积极的反响。随后，成立了美国卫生局，卫生局的经费由国会直接批了下来，还成立了癌症研究院，当时这种非常乐观的心态，好像可以让我们在数十年之内彻底征服癌症。

几十年过去了，按照前几年美国疾病检测中心的报告（CDC），现在癌症的发病率仍然在往上走，根据 CDC 的预测，如果今后 10 年按照目前癌症发病趋势，有可能 40% 的民众将会得不同种类的癌症。

前一段时间，我读了一个报告，说国内的癌症、糖尿病、冠心病在大幅度上升，其中还用了一个非常形象的词描述："疾病将会面临一种井喷式的增长。"

社会上对经典中医有一种偏见，总是认为要战胜像癌症、糖尿病、冠心病这样大的疾病一定要在西医院，因为他们有最先进的检测技术、最优秀的诊疗方法和最出色的医务团队。

但是如果我们仔细学习历史，我们就会发现无论是古代还是当今，那些坚守经典中医精神的医者们，利用经典中医治疗好了大量的、严重的现代疾病。

傅海呐教授本人就是很好的例子，他从芝加哥大学东方文化系毕业的时候，已经拿到了哈佛大学的聘书，这个时候他得了癌症，就像他自己说的，这个世界上没有任何事情是偶然的。如果他当年不得这个癌症，可能我们今天就没有机会请他来这里做演讲，他利用经典中医和对经典中医的执着，在老师的指导下自己给自己治疗，很显然，他战胜了癌症。

所以我的下一个问题，是想请他们谈一下社会上对经典中医的偏见，当我们面临像报告中描述的这种井喷式的癌症、糖尿病、心血管疾病增长的同时，经典中医可以扮演什么样的角色？它可不可以为我们新时代、新医学的构建发挥它积极的作用和影响？

傅海呐教授：我们现代人确实活得很危险，因为我们太相信机械化的东西，当然，我每次坐飞机的时候都觉得这是不得了的发明，这么重的东西还能在天上飞，甚至人还能飞到月亮上，这在古代是不可思议的事情。但是飞机也好，汽车也好，我们的身体病了，再发达的医院，里面有再光滑的玻璃瓶，有再贵的仪器，它不能掩饰一个现实：我们对生命的功能还知道得太少。

所以美国的心脏病、糖尿病、癌症是最大的健康问题，在美国的死亡率最高，到医院吃西药、做手术，虽然没有误诊，是正确的诊断，但是就这样死了，这些被证明是第三位的死亡原因。

当我自己得了癌症进医院，那时候我还不是医生，到里面很害怕。因为医生确定，如果不做手术，不做化疗，肯定要完蛋。后来我看了一些其他的治疗方法，发现我还不一定会死，当时我有了很强的信心，我没有选择西医。

我家人虽然是西医，但是他对自己的行业有很深的成见，因为他了解。我的祖父相信，拍一个 X 光，对他的后代在 300 年以后还有损害；我父亲认为吃一次抗生素，一辈子都要受折磨，虽然没有那么严重，但确实是我自己经历过的。有一次我父亲不在家，我得了鼻炎，到他朋友那边去，他马上给我吃止疼的药，后来就有各种各样的问题出来，几十年，一直到我后来得了癌症。所以中医的观点，本来是身体外层很简单的疾病，但是走到血液里面就会变成复杂的东西。

开个玩笑，你到一个再高级的医院，让一个不认识的人给你做心脏手术，把刀子放在你的心脏上，如果不是通过某种方式了解他，你不会让他给你做。你天天看电视里面说西医怎么科学，你到医院去，确实能看到一些贵重的仪器。

虽然中医跟那些比起来是比较土，还用一些奇怪的方法，用什么蛇的皮之类，但以我自己的体会，只要诊断对了，不一定是用中医、和疗，所有自然的疗法，只要你真的把气场的质量做对了，奇迹就可以出现，这并不是每个医生都可以做到，需要有高级的水平才行。所以中医标准化其实是一个问题，现在有这个水平的真正人才是比较少的。

有时候是因为自己的运气好，那么多癌症患者，他们因为做化疗什么的头发都掉了，而我的病情却恢复得很好。

还有另外一个病人，他 80 多岁，因为他的妻子直接死在手术台上，他跟我说他害怕，让我给他试试中医。我说我没有治过这个病，但是我愿意试一试，后来1个月之后他的肿瘤就没有了。他之前的医生都不相信，就说一定是片子拍错了什么的，他们不会给我打电话，不会问我到底是用什么样的方法产生这个奇迹。他们喜欢相信一个模式，不喜欢改变，越老的人越不喜欢改变。

我们最害怕的就是这样的人，钻到一个模式里面跳不开。人越老越应该跟小孩子一样，什么都是好玩的，不要老是一个观念。我喜欢爱因斯坦，他就像一个小孩子一样，非常OPEN。他上一个厕所突然有一个想法，《自由相对论》就出来了，因为他有修炼的模式。

我认为不一定是西医不好，中医就有办法，要比较磁场、能力，从整体考虑人体。无论用什么办法，心理疗法或是其他的各种方法，比如"说病"，你得了一种什么样的病，我能用一句话把得病的原因说准确了，一下子你的病就有很大的改变。我给你用和疗法，用了正确的药物，你的病突然就会改变。在中国也会有这样的报道：农村的一个老太婆已经是癌症晚期了，自己炖山药或者花椒什么的，后来就吃好了。因为非常对她的症，这么一个简单的东西就能救她的命。

没有任何病是不能解决的，你要相信大自然的规律，相信自己身体里面的情况。假设你自己已经病到很严重的程度，西医承认已经没有办法了，你可能会害怕，因为他（西医）要赚钱，所以照样给你用很厉害的化疗手段，那就对你只有副作用，没有好处。绝对不能那样做，只要你还活着，就要想想其他办法，万一还能找到好办法。阴阳学就是这样的规律，现实世界能长出这样的病，不可能没有它的治疗方式，因为万物都是一个平衡法则。

20世纪20年代中国有一个伟大的科学家在巴黎写了博士论文，他根据《易经》算出来整个宇宙不平衡。他发现星象的重量算起来这里太重了，那里还缺一个东西，所以还应该有一个没有发现的东西在那儿。果然过了 50 年，发现了之前没看到的，在他说的那个位置还有一个星体在那儿。

在医学领域，虽然我自己没有把握，还是一个很可怜的医生，没有摸索到很好的办法，但是像这样的病人几星期之内就能好。你只要看到我这个例子，你就知道人的本能是这样的，你有这个可能性。

所以不要把人的希望毁掉，这是当医生最重要的。我觉得西医也好，自然疗法也好，中医也好，医生要让病人有希望，他们内在还有生命的力量，就不要把他毁掉，这是非常重要的。我自己曾是癌症患者，在医院最害怕的就是医生怎么毁掉我自己的生命。这是我跟你们分享的一些我自己的浅见。

薛史地夫教授： 傅海呐教授和李辛医师反复提到一个词叫和疗医学，可能在座的很多听众对这个词不是很了解。

和疗医学是 200 多年前，一个德国医生在总结了西方自然医学几千年演变的精华基础之上完善的一种类似于中医的自然医学流派。和疗医学和中医最大的相似之处就是对生命力的认同。人除了生理和解剖结构之外，肯定还存在一个自我恢复、自我完善的机能，和疗和中医都非常看重这种机能，认为它是我们战胜所有疾病的根本，值得我们保护它、完善它，而不是过早地给他宣判死刑，不管你得什么病，总在大自然中可以找到它的解决渠道。

我知道李辛医师周围聚集了很多的学生，我也和您的很多学生聊过天，您在治疗疑难病症，包括绝症方面展示了很高的医疗技术。还是回到我们刚才的课题，报告描述国内现在面临井喷式增长的疾病，像癌症、糖尿病等，在这些威胁我们人类生命的疾病面前，经典中医的作用是什么？我知道您原来也在体制内工作，后来独立出来了。

李辛医师：大家都很怕癌症，作为医生其实也很怕癌症，因为癌症是一个生命或者它的生活，到了它的储备和内部的调配能力几乎没有的时候，这个人体为了活下去产生的一个反应。打个比方，我们在座的朋友可能有经营公司的，公司除了看得见的办公室、桌椅板凳、电脑等硬件，最重要的是有企业文化、团队精神。一个健康的人体，内部也需要能量的和谐，也需要精神的稳定。

癌症是什么情况呢？癌症分为两种，就像一家公司，一种癌症是它的资金链不差。人看起来很健康，平时很少得病，即使已经诊断得了癌症，医生说他只能活 3 个月了，但是他身体基础还非常好，精神也还稳定。在中医来看，只是气脉上有堵塞和不平衡。这类患者的康复机会是很大的。

另一种是这家公司由于多年的不健康运营，它的资金链已经很糟糕了，欠了很多钱，没有储备金，现金流也没有，还要继续支撑下去的状态。除了没有钱，公司进出货的渠道也不通畅，进货也进的不对，也卖不掉。这样的身体既没有能量，又不通畅。

一般来说，这样的人在思想上可能会存在一些特别偏执顽固的想法，或者是非常强势的状态，或者在情绪上可能有过很大的创伤，某些部分被封闭了。

在中医看来，如果你有一个精神领域是封闭的，那么，你跟整个世界的互动就有一个领域是封闭的，你身体的气脉在这个部分也相应是封闭的。当外在的大环境运转到一个不利的时空，刚好相应或加重了你封闭的那个领域，就有可能出现大的疾病。

一个既没有能量，气脉又不通畅的病人，如果再加上精神有严重偏执或者心存恨意，或者他受到了来自医疗权威的毁灭性的恐吓和打击，坚信自己只能活几个月，再也不相信有其他的可能性，也不愿意寻找其他出路，或者不愿意改变自己的生活，他因为连 3 年后的计划都早已安排好了，他仍然要在原来的轨道上运行，要写多少报告，要见多少人，要调动多少资金，这种情况下他真的时日无多了。

这两种癌症，从中医的角度来看区别很大，虽然西医诊断都是癌症，有切片报告，有 X 光片，但第一种情况，他们的能量水平和精神状态还是稳定的，这样的人如果能够立刻改变自己的生活方式，合理饮食作息，减少过度劳累，用传统医学治疗，保护生机，他生存的可能性是非常大的。这类癌症患者，往往会创造出西医认为的奇迹。其实是他本来就有的生命力在帮助他进行正常的运转，把这个癌症给消化掉了。

大家害怕的各种病，简单讲，就是我们在以一个相对封闭，或者偏执，或者错误的模式生活了很多年，但是我们没有意识到。生命为了延续，就要过早调动储备，接错线路，封闭身体的某些区域。就像电影里机器人没有电了，临时接一下线，还能继续打仗，但是这样会导致身体自然的恢复功能坏掉，就发展出癌症或其他重病。当到了癌症这个地步的时候，大部分的中医和西医都会觉得很难，西医只看到癌症是最后的阶段，所以他能够处理的思路和方法就只能是这么一个窄的角度，非常有限。

如果医生坚信病人的生命只有 3 个月，反正没有办法了，不如试试伤害很大的化疗和放疗吧。这样的诊断、预告和建议确实会给病人带来巨大的压力，说得不好听，这更像是一个阻碍生命延续的魔咒。有一些不善于独立思考、寻找出路的病人会被吓到，甚至有在听完报告之后直接瘫软，几天内死亡的。

所以，我非常同意傅海呐教授说的，不要把人的希望毁掉，医生要让病人看到希望。这是生命力可以延续下去的一个重要前提。

薛史地夫教授：李辛医师刚刚说了一个新的话题，健康和情绪、心理有关，社会变革造就了很多的压抑和焦虑。在西方，有心理疾患的患者比例是透明的，很快就公布了。我们不知道中国到底有多少人得了极度抑郁症，或者类似抑郁症这样的精神疾患，不管数目多少，但都反映了在急剧变化的社会形态之下，存在着精神危机。

我们再请两位谈一下，是否在经典中医中有可以挖掘的资源，来帮我们应对现代社会中间的形形色色的、众多的精神疾患。

在美国国立自然医学院经典中医学院，傅海呐教授和他的同事、学生们、自然医生们非常认真地研习由咱们宋代大儒朱熹——性理学派沿袭下来的病理疗法，在大学是非常受欢迎的。但是在国内很多人还不是很清楚这一类从心理上进行调解的方法。所以，请傅海呐教授谈一下在经典中医中还有哪些资源，比如性理疗法之类的可以挖掘，让我们更加有效地应对或者遏制这样不断上升的精神疾患。

傅海呐教授：这是非常有意思的问题，我们在西方学中医的人，总是认为中医里面心理学的元素太少，虽然它有七情的概念，一些不良的情绪，比如怒气、怨气、恐惧，对身体产生不良影响后，好像没有具体的方法让你克服或是治疗。但是，越来越多的现代人喜欢看中医，因为看西医只给你看几分钟，看中医时间就长一点了，有足够的时间交流。中医会关心你的心情、精神状态、生活方式，还问你一些家里面其他的情况，西医这方面就太薄弱了。

对中医感兴趣的人，他是对中医的整体观感兴趣，就是对我们前面说的磁场和中医里说的"神"感兴趣。按照中医的理论，你的形体是由气场所决定的，气场是由你的精神所决定的。所以，这是中医最高的层次，是它的最根本因素。

刚才说到癌症，我有这样的经验，你有一个物质性的，不属于身体本身所有的东西长出来，它是一个象，是由精神因素或是某一种不良情绪的外在表现。

西医只是把它切除，不把根本原因改变，它过两天还是要再长，但是反过来你不切除它，只是把心态改变了，它就会不长了。在整个宇宙中，你在生活中扮演什么样的角色？你到世界上的目标到底是什么样的？你是赚钱，还是为世界做贡献，你跟妻子是什么关系，跟孩子、父母是什么样的关系。如果在这方面有非常大的改变，可能再重的病，在两个晚上之内就消失了，我们看到过这样的情况。

理论上我们都知道，只有精神上有改变，你的身体才有根本改变的可能。但是，在中医院校里面没有这样的课程。我感谢我的师兄刘力红写的《思考中医》那本书，他也有一样的想法，他不断在寻求这样的疗法。中国最宝贵的就是人多，但同时这也是它的问题，民间宝贵的东西太多了，包括在东北还继承下来这么一个"说病"的疗法，在农村也在不断地推行。

从孔子开始认为，人的本性都是好的，儒家所说的"德"，宇宙有个无限的能量场叫"道"，但是用到人的身上，你要进入这个"道"场，必须要通过"德"才能得到这个能量，所以"德"是非常具体的东西。在汉朝的时候，道分成 6 个不同的部位，在个人生活中可以追求。

人有五德。可以表现出来是属木的，就像春天一样给你温暖，给你生命的，就是"仁"。

第二个属火，那就是礼貌的"礼"。来到你面前最礼貌的是我们跟宇宙的关系，宇宙给你送来一个癌症或一个车祸，你说我很不喜欢，那你就很不礼貌了。我得了这个病，我想着怎么面对它，这个就比较有礼貌了。

过去那些伟大的人，像林肯、拿破仑都不在了，我算什么，我肯定会完蛋……这样想，反而你的病会好，它就变成很大的能量。我们现在的人，包括我自己是没有礼的，对什么都是有抱怨的，什么都是不喜欢的，一会儿是空气不好，一会儿是别人怎么样，反正就是受不了。

第三个属土，非常重要的"信"。信就是一个人、一个言，这么个意思。

第四个属金，是讲义气的"义"。这个字也很有意思，繁体字"義"是一个小我上面有一只羊，所有美好的东西，包括"美"这个字都是有羊的成分。为什么呢？因为在古人眼里，最丑陋的是自私。羊是最不自私的，一个是它喝奶的时候是跪下去的，我们家养的羊也是这样的，它不跪下去喝不了奶，看上去是非常可爱、非常感人的画面，它是有孝心的动物。

要杀动物的时候，动物会有感应，其他动物又哭又闹的，只有羊在排队，你杀它的时候它没有意见。羊不会闹，你抱一抱它，它还是会非常愿意牺牲自己。所以义就是人要讲义气，要愿意牺牲自己，首先要为别人着想。

第五个属水，就是"智慧"的"智"。这个字也挺有意思，上面是知道的知，下面是太阳（"日"）。所以，孔子讲"三人行必有我师"，2500

年前最厉害的学问家都这样说，所以这才是真正的智慧。你把自己放在最低的地位，才是最聪明的人。你认为你有三个博士学位你就一定很聪明？那不是真正的智慧，水往低处流。

这五个东西我们本来就有，我们在别人的行为里看到了，就愿意跟他学习，我们进入后，内在就会有一个 Power 出来，这不是精神上的幻觉，而是一种任何医疗药物都比不了的东西。所以心理治疗很简单，我们每个人身上配有跟宇宙一样的 5 种能量，但是它容易被不好的东西覆盖。

不好的东西就是我们的情绪，怒气是属于火，最不好的就是怨气，就是什么事情来了总认为不是我的过错，都是别人的过错。还有个最不好的情绪是"烦恼"的"恼"，我的理解是对什么事情马上下结论，好像什么都分析得清清楚楚，但是很伤人。

当我们把这些东西排出去后，我们的本性自然而然就出来了。事情怎么样，到哪个地方，就不觉得是痛苦，是一种乐趣。农民会更接近这个状态，知识分子脑袋里面装的复杂东西太多。

我们自己不了解自己，什么事情都要有个解释，我为什么这样想？我为什么这么做？我是为了你好才这样做，但实际上是你自己的情绪，这些不好的东西让你这样做。

说穿了要"真"，让你当一个真人。在西方也有这样的疗法，首先是不怨人，第二是承认错误，这是最根本的办法。

比如我们关在这里一个星期，你是 1 号，他是 2 号，我是 3 号，有一个题目"你跟你父母的关系"，你把什么不好的事情都说出来，什么秘密都不留，你说出来别人在听，等于是你在跟宇宙认错。

古人很聪明，你做错了什么就写到玉片上，把它丢到河里或者扔到山里，你的心就干净了。现代人不去这样做，不会把自己关到一个屋子里面，跟神承认错误什么的，实际上这是很科学的方式。我们的脑子里装的不好的东西太多，我们的想法太多，但我们还是认为我们是对的，这个负担就太重了。

最后举个例子，我的一位学生很喜欢这种疗法，但他们自己也不太懂，刚刚才学好，但是这位学员很诚恳，他们在那边办了一个班。我有位病人，已经治疗了好几年，情况还算比较满意，后来通过两个星期的治疗，突然他全身疼痛、呕吐、痉挛，他当时觉得自己可能就要完蛋了。他参加那个班之前，肾外面长了一个很大的肿瘤，已经做了5次手术，医生说这次不能再做手术了。

后来，他再去医院拍片子，医生说你这个病一定是搞错了，你没有来我们这里治疗过。病人一开始不相信，1年以后又拍片还是没有，他才跟我说现在完全好了。

这是一种用药物很难达到的效果，而且这么快，两个星期就好了，因为他的精神有很大的转变，他的身体才会跟着改变。所以不要迷信什么外面的医疗技术，跑到很远的地方，像德国、瑞士，用先进的技术什么的。好的药在你自己身上，要相信自己精神的力量，一切都已经有了，但是你在恐惧的情况下外求就很危险。

薛史地夫教授：我和两位老师准备了很多内容，但是很遗憾时间已经不多了，所以我想把最后的时间留给傅海呐教授给大家做一个今天三人谈主题的总结。

傅海呐教授：今天的主题是传统中医在21世纪还能起什么作用。现在科学这么发达，我们这些土办法还有什么用，传统中医这几个字，所有解释的内容都在里面。

前面说到传统中医和传统中国文化的内容就在《易经》里面。

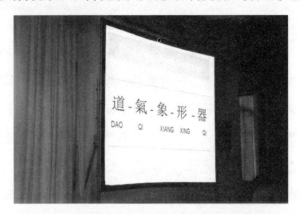

图十五　《易经》把现实的世界分成 5 个部分，
有道的层次、气的层次，以及象、形、器的层次。

功能、气场、神之类偏无物质的在左边，身、形等偏物质化的在右边，也可以说本在左边，标在右边，它是一个并存，而且，左边比右边更重要一些。

这两个地方中间有一堵墙，不容易突破的墙，我们凡人总是执着在右边的层次，希望什么东西都变成金子，自己的孩子抱一抱也变成金子，最后就死在这个层次里面，所以现代人的危险性就在这里。

中间这个墙我们突破不了，我们所谓科学的方案，也就是用右边的显微镜这类东西来分析物质，所以最重要的是让这两处贯穿，"传统"的"传"，也就是穿过去，从天到地的穿，"统"也可以用另外一个"通"来代替，"传"是从左边到右边，"统"是从右边又回归到左边。

怎么贯穿？"中"字最重要，为什么中国文化选了中，中医也是选了中，没有这个中，左边和右边贯穿不起来，本和标也贯穿不起来。所以，我觉得传统中医对我们现代人最有用的概念就是整体观。

"整个"就是我们的世界，不仅是形和器。为什么把它叫成"容器"的"器"？西方现代最有名的哲学家，他说什么东西都是由功能定的，比如一支笔，我用它写字，它就是笔，用来戳你的眼睛就变成了一个伤害人的凶器。所以容器的作用，是要"容纳"某个东西才能叫容器。

古人描绘物质，包含神，包含能量，包含光明，如果你只是把它当成一个死的东西，把它用钱来衡量，就出问题了。所以为什么有那么多忧郁症，有那么多自杀的人，包括非常有钱的人，买一部豪车能给你带来幸福吗？它里面有什么？

这个东西只是很小的一部分，不能给你带来真正的乐趣。中国传统文化所说的快乐有区别，快感在右边，真正的乐趣在左边，物质的东西可以给你快感，但你没有办法把它和左边的道和气连在一起。你的容器里是没有东西的。为什么建一个屋子，不能用塑料等这种不自然的东西建起来。这个东西是不能包含光明的东西，它不是容器，是假的物质。

所以传统中国文化和真正的中医就要把左边和右边，把道和器贯穿起来，而且这是修炼中的枢纽，因为这个修好了，有一个感应的东西，有一个开关在那里。

你可以说左边是本，右边是标；也可以说左边是祖先，右边是孩子；也可以说是老子在左边，道是我们真正的祖先，子在右边，我们都是宇宙的孩子。所以老子的书实际上也包含这两个意思，你把老子这两个字放在一起就变成儒家最重要的"孝"字。孝还有一个意思，就是顺着宇宙走。

把左边和右边放在一起，就体现一个忠，忠在日常生活中，用儒家的观念就是孝。我是大宇宙的孩子，来到这个世界上不是自己玩得高兴就可以完成任务，我要拼命利用我在这个世界上的时间，为了其他的人，为了宇宙做一些我能做的事情，这就是我所理解的"孝"。它可以打开，真正的能量也可以进来。所以心理疗病的方式也是这样，首先通过孝来打开这个开关，把这些不好的东西冲走。

疾病，疾就是身体外来因素引起的问题，病更主要的是道上面的问题，是心里的问题。有身体疾病和心理疾病，精神有问题才导致身体有问题。

西医所研究的是摸得着看得见的，中医关注的属于形与气的范围中，更重要的是气场，而且是跟大宇宙合为一体。我们现在在气的层次，形体就不是那么重要，每个人都是在最上面的层次。你看一个人就看到他这部分，形体就完全消失了。

到了最后道的层次，在这个层次上每个人都是一样的，在这个层次，我们都是圣人。理论能覆盖很多的东西，如果我们能把它去掉，我们什么病都会好。

古人通过他们的哲学和宇宙论等具体的方法，为我们提供了一些现代科学和医学提供不了的东西。现在让我最害怕的，是由于在网上什么都查得到，什么信息都有的时候，把最宝贵的东西遗忘了，失传了，这是我最着急的事情。

希望多一些可以教，也愿意教的好医生。中医界有些人是很保守，不愿意把东西教出来，我希望把面临失传的中医以一个国宝的方式传下去。

听众提问：我也是外国人，也在上海中医大学学过中医，现在我自己开的门诊部，已经 10 年了。

我想问一下，如果经典中医的疗效这么优秀，很多其他的医疗大学都在研究，中医在国内国外都做了很多研究。如果它真的有这么伟大的疗效，为什么这么多的癌症病人或者其他严重的病人，还是不知道找中医，为什么那么多医生到现在还不知道怎么利用我们自己的中医理论做更好的医生，帮助更多的人？

我觉得中医的宣传和推广在自己的国家就没有得到支持，中医没有更好的办法把它传播给别人，我觉得很可惜。为什么人们都不知道这个信息呢？

傅海呐教授：我想到两种方式的回答，一个是在某一方面有痛苦的人，他无论怎样还是会找到我们，因为这个东西是有疗效的，可能别的医生不会讲，但是病人自己持续有痛苦会告诉医生的。

中医是很好的行业，我们那边有一个很大的西医大学，我们也经常去那边讲课，听课的医生都说你讲的这个东西有意思，我们感兴趣，但是我的病人不愿意用其他的方法。

根据我自己的经验，我不认为自己是一个好医生，但是中医本来治疗的方式有能量在里面，再差也有一定的疗效，有时候你自己都不理解它是怎么起作用的，但就是有作用。

我们所在的波特兰虽然是那么小的城市，但生活质量比较高，毕业的医科学生都想留在那儿工作，而且都比较忙。你只要稍微有个特点，提前6个月都没有办法预约。我感到很幸福，对中医感兴趣的人很多，而且愿意从很远的地方来求医。

从我所理解的角度看，人是一种奇怪的动物，我们打从刚出生，婴儿随便怎么弄，他的身体、思想都是非常柔软的。你从外面给他灌输一个模式，什么可以做什么不可以做，他就会变成什么样。现在我长到50多岁了，觉得非常不好意思，我在20几岁，自己还是孩子的时候生了第一个孩子，把非常不成熟的观念灌输给孩子。

西方有一个研究，把一只小猫放在一个屋里，这个屋子的墙上挂着黑色和白色的，3个月以后它会认为世界就是这样的，你把它放出来，哪怕没有黑白了，但它看到的照样是黑白。所以，为什么关在监狱里面的人10年以后会不适应外面的环境。我们也是，一辈子被某些观念封闭起来。

我前面说了"德"，这个字非常有意思，因为古代繁体的"聽"（听）字的一边就跟德是一模一样的。德就是我们听到宇宙的声音，然后照着做，这个就是德。但我们现在听到的不是宇宙的声音，而是别人的声音，比如广告的声音，甚至是游戏的声音，我们怎么能不生病呢？

所以我的观点是，人最危险的是把思想禁锢在某个框框里，为什么道家认为病人到一定的程度会让你去旅游，去尝试一些其他的方式，要跳出这个框框治疗。

西方人有他的框框，老人有他的框框，中国人一到西方就很害怕寒气，一脱鞋一定要把别的鞋穿上，不然马上会感冒，但是西方人没有这个概念，所以都是自己给自己找的麻烦。我们都是人，不是男的，不是女的，不是中国人，也不是西方人……完全开放，就不会留在某个框框里。如果你因为自己是个德国人就很高傲，那你就把自己封闭在框框里了，就会有很多限制你的东西。所以，我觉得非常幸福，最起码我心里没有这样的观念。

附录三：致谢

感谢我的老师们：米晶子道长、仁表先生（雅克爷爷）、宋祚民先生、任林先生、李春会先生、李慧吉教授、武成教授、葛琦教授。

本书的主体部分，源于 2014 年秋在北京辛庄师范首届师资班的《经典中医概论》课程，感谢黄明雨老师的邀请和佟士林老师、邓兰女士的支持照顾。

附录一是 2013 年冬在瑞士纳沙泰勒《欧洲自然医学论坛》上的发言，感谢斯理维老师的现场翻译和黄剑的摄影、摄像。

附录二是 2013 年秋在上海外滩三言舍的《经典中医与现代社会》的对话，感谢薛史地夫教授和傅海呐教授的精彩发言，并提供了相关图片，感谢主持人睢天舒女士。

感谢慧从卢溪和"国学中医听打群"的志愿者一字一句听打了所有的录音，并做了初步的整理汇总。

感谢我的太太孙皓，我们一起讨论合适的表达，她仔细校对，多次编辑，并且绘制图片，配上优美的照片。

感谢我的父母，通篇阅读，指出错别字和需要修改之处。

感谢立品图书主编柯祥河先生。

出版这本书的初衷，是希望给大家提供一些关于中医和传统文化的"知与行"的认识。

活在"有形有象"的现代人，学习和理解传统中医学，需要打开心胸，放下固见，尝试体会和接受一个于我们有益的观点：我们的世界，不仅仅只是物质，还有各种气象万千的能量和信息。

如果能体会到"无形有象"和"无形无象"的东西，学中医就容易了，也就没有那么多争论和迷惑了。

一切都在眼前、当下，可知可觉、可触可摸、可玩往来。

作为万物之灵的人类，有其肉身、欲望、情感，也有能量、意识、精神。

这意味着我们与世界万物和每个人的交流，绝不仅仅局限于肉体、知识和概念。

我们的生活是可以丰富多彩的，如果每个人的选择能够自主自知。

希望这本小册子可以作为一个启蒙读物，愿有兴趣了解传统中医和传统文化的朋友们学得轻松快乐。

李辛

2017 年 8 月 4 日

参与本书录音听打和文字整理人员

青莲	韩萍	慧从卢溪	小木头	安住心海	王银霞
Jane	周慧	小米周	进树	灵枢子	自在行
兰宇	张遐	昨夜西风	黄磊	蝶儿	欧阳彩宏
窗外别名	任婧芝	黑猫	陈怡	周民	张晓杰
张建红	乘宣	蓝天白云	桑尼	盐开水	正清和
陈蔚	素玩子	川 JYH-澄草	了了	蝼蚁	蜀 JYH-玄玄子

粤 jyh- 蒙耀武　　陕 JYH- 深谷幽兰　　川 JYH-Lynn　奕阳